CLINIQUE MÉDICALE

DE MONTPELLIER,

OU

COMPTE-RENDU

DES OBSERVATIONS RECUEILLIES A L'HOPITAL SAINT-ÉLOI

SOUS LE SERVICE

de MM. les Professeurs BROUSSONNET et CAIZERGUES,

DEPUIS LE 1er AVRIL 1843 JUSQU'AU 1er MAI 1845,

PAR

BORDES-PAGÈS,

DOCTEUR EN MÉDECINE, ANCIEN CHEF DE CLINIQUE MÉDICALE.

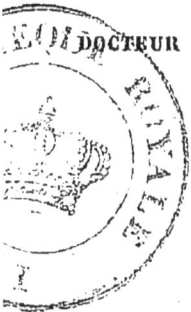

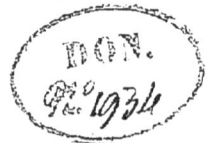

———

MONTPELLIER

JEAN MARTEL AINÉ, IMPRIMEUR DE LA FACULTÉ DE MÉDECINE,

rue de la Préfecture, 10.

1846

TABLE DES MATIÈRES.

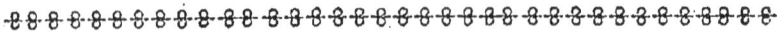

COMPTE-RENDU

des OBSERVATIONS recueillies à la Clinique médicale de l'Hôpital Saint-Eloi de Montpellier.

(Service de M. le Professeur CAIZERGUES.)
Mois d'avril et mai 1843.

———————

Il convient, avant de présenter le tableau du mouvement des malades, de s'expliquer sur la valeur de certaines dénominations. Souvent c'est parce que l'on ne comprend pas la langue que l'on repousse les idées, et l'on ne peut dire tous les inconvénients que ces malentendus ont chaque jour en médecine.

Il y en a qui considèrent une maladie comme un être abstrait, partout identique, qu'ils traitent de la même manière chez tous les sujets.

C'est ainsi qu'on a tant abusé du mot *inflammation.* C'est ainsi que l'on applique très-souvent le nom de *typhus* ou *typhoïde*, à des fièvres dont on ne se donne pas la peine d'analyser la nature. Il est fort commode, en effet, quand on veut se dispenser de l'étude clinique, de

1

jeter un voile sur la difficulté en créant un être imaginaire , contre lequel on essaie uniformément ou la saignée, ou l'émétique, ou le sulfate de quinine. Puis sur ces données que l'on décore du nom d'*expérience*, on compose des tableaux statistiques , qui peuvent être fort consciencieux quant à l'exactitude des chiffres , mais qui au fond ne sont pas plus utiles au praticien que les registres de l'état civil.

Certainement il y a des entités pathologiques , c'est-à-dire, un ordre dans la série des symptômes , une marche dans le travail médicateur , ordinairement assez régulière pour constituer un type, une *idée morbide.*

Tous les cas de goutte, de variole, de fièvres intermittentes ont quelque chose de commun. Mais qu'il y a loin de cette connaissance vague à l'analyse, et pour ainsi dire, à la stratégie clinique du praticien ! On sait qu'au milieu d'une épidémie pestilentielle , certains sujets n'éprouvent qu'une légère indisposition ; tandis qu'une épidémie éruptive légère détermine chez d'autres des accidents mortels. Un jeune Savoyard nous arrive cet hiver avec une variole du plus mauvais caractère et meurt en trois jours , avant que l'éruption soit complète. Le lendemain, un autre Savoyard de même âge entre avec des symptômes tout-à-fait semblables. Tout-à-coup l'éruption commençante disparaît, on s'attend à une métastase mortelle ; mais dans quatre jours le malade sort guéri , sans autre accident. Ainsi chaque sujet *conçoit* à sa manière une même cause morbifique , et deux maladies sous même étiquette offrent souvent les symptômes les plus dissemblables et demandent des traitements opposés. Le mal d'ailleurs, du soir au matin, change quelquefois entièrement de caractère, et le même remède qui eût été avantageux la veille peut être funeste le lendemain.

Que l'on juge par là combien est peu rationnelle la pratique de ceux qui, sur la foi d'une vague dénomination, appliquent aux divers malades un traitement systématiquement uniforme, et confondent les cas individuels dans les tableaux statistiques, comme autant d'unités de même nature.

D'autre part, il y en a qui prennent occasion de cette inconstance dans la marche et le traitement d'une même maladie, pour accuser la médecine d'une incertitude désespérante.

Ici il faut établir entre la science et l'art une distinction importante. « La médecine-science, en tant que se » composant de principes qui ont été bien vus, analysés et » comparés, présente autant de certitude que toute autre » science d'observation. Mais l'application de ces principes » aux cas individuels, ou la médecine-art, se fondant sur » des analogies ou des ressemblances qui peuvent en im- » poser même aux plus habiles, et opérant sur un corps » vivant dont nous ne pouvons, à la rigueur, déterminer » toutes les affections et manières d'être, ne saurait avoir » le même degré de certitude que les dogmes d'après les- » quels elle se dirige, ou la médecine-science (1). »

En physique et dans les mathématiques appliquées, jamais les expériences et les machines ne sont exactement telles que les a conçues la théorie. Combien la difficulté ne doit-elle pas augmenter en médecine, où

_____

(1) Des systèmes en médecine et de leur influence sur le traitement des maladies, par M. Caizergues.

les actes sont réglés par des forces beaucoup plus contin-
gentes, et où le succès dépend de mille circonstances variées qui tiennent, dit Hippocrate, «et au malade, et à
»ceux qui l'assistent, et aux choses venant du dehors ! »

Mais alors, au lieu d'accuser la science, il faut s'attacher d'autant plus à pénétrer toutes les données du problème, en étudiant tous les éléments qui constituent et
compliquent chaque cas particulier. Car le praticien aura
d'autant plus de chances de succès, qu'il aura mieux
analysé la question et plus habilement combiné les
moyens.

Si donc, dans les observations qui suivent, on trouve
sous le même nom des maladies qui diffèrent beaucoup
par les symptômes, la marche, le danger, la durée,
le traitement, il ne faudra pas s'en étonner ; car c'est
ainsi que la clinique nous les offre. Tous les jours on
voit une fièvre intermittente devenir continue et à
l'inverse ; un état inflammatoire passer à l'adynamie ;
une affection catarrhale déterminer successivement une
suppression de menstrues, un état hystérique, une
péritonite, un embarras gastrique, un état muqueux.
Il ne faut pas, ainsi que l'a fait Sauvages, regarder les
maladies comme autant d'individualités et de types dis-
tincts, à la manière des plantes. La même cause, le
même germe occasionne les accidents les plus variés,
selon les prédispositions actuelles du sujet; il faut s'attacher moins à la semence qu'au sol qui la reçoit, qu'au
dynamisme qui la développe, l'arrête ou la repousse.

On peut faire relativement au siége une remarque
analogue. On voit chaque jour la même affection se
porter des membranes muqueuses internes vers la peau

et réciproquement , la goutte remonter des pieds vers l'estomac ou le cœur ; et , dans une fièvre aiguë , la fluxion affectant tour à tour les trois grandes cavités , emporter le malade quand elle va de bas en haut , ou le sauver quand elle suit une marche inverse. Qui n'a observé les bons effets d'une hémorrhagie dans une maladie siégeant loin du lieu de cet écoulement? Il y a donc dans les états morbides un mouvement fluxionnaire incessant , et c'est à le bien diriger que consiste une grande partie de la thérapeutique.

Nous avions (salle Sainte-Marie , Nᵒ 8) une femme de 35 ans. , atteinte à 10 ans d'une affection rhumatismale par suite d'un refroidissement dans l'eau. Depuis lors sa vie n'a été qu'une maladie presque continuelle. Toutes les parties du corps ont été successivement envahies par ce vice , qui a déterminé des douleurs articulaires prolongées , la sciatique , une cataracte , une suppression des menstrues , l'hystérie , l'asthme , un catarrhe pulmonaire chronique. Maintenant l'affection paraît s'être fixée sur le cœur. Il y a des signes d'une lésion organique grave, des défaillances , des syncopes fréquentes , des convulsions avec claquement des dents et perte de connaissance. La marche du mal et des accidents , les bons effets des révulsifs ne permettent pas de douter du vice profond qui la travaille. Quelle est ici la cause primitive de ces désordres? La rapporterez-vous à un peu de cartilaginification des valvules aortiques?

En chirurgie , la fracture , la plaie , la balle ont un siége fixe; mais en médecine il y a beaucoup moins à se préoccuper du siége.

L'œil toujours attentif sur les indications du moment,

il faut, à travers l'instabilité des symptômes et l'incessante activité du dynamisme interne, consulter l'état des forces, démêler le vice caché, les instincts et tendances de la vie; les mouvements heureux ou malheureux qui se préparent. Les écoulements supprimés ou trop abondants, la fièvre et ses périodes, les évacuations, les crises, les mouvements de haut en bas ou de bas en haut, le sommeil, la veille et le délire; en un mot, la fonction et non pas l'organe, voilà ce qui fait l'objet des meilleures pages d'Hippocrate. C'est par cette étude qu'il a établi ces belles règles pratiques vraies à Délos, dans la Lybie, dans la Scythie, et qui sont applicables à toutes les maladies, n'importe l'espèce et le nom.

Combien donc entendent mal la médecine ceux qui ne recherchent que le siége, que le vice local d'un tissu ! Singulière contradiction ! Ils se disent *positifs*, ne voulant croire qu'aux lésions organiques manifestes aux sens; et ils admettent à tout propos ce qu'on ne peut ni voir ni toucher sur le vivant, des *arachnoïdites*, des *gastrites*, des *cardites*. On dirait que pour eux les parois des cavités sont translucides, tant ils affirment avec assurance le point précis de l'organe altéré. Mais l'autopsie a mille fois démenti leur hypothèse. Et après tout, que nous offrent les désorganisations les plus graves? une perforation des intestins, une fistule, une hépatisation du poumon, sinon le dernier effet du mal, l'acte final d'un drame accompli; mais rien, presque rien sur la nature, la marche et les progrès de l'affection. Qui voudrait s'engager à raconter, d'après le seul examen des cadavres, l'histoire des symptômes qui se sont succédé chez les sujets vivants ?

Aussi, dans les dénominations des maladies, au lieu des termes exprimant d'une manière précise leur forme variable et leur siége souvent ignoré ou trop peu fixe, on aime mieux, à Montpellier, employer des noms qui ne préjugent rien d'abord sur la nature de la maladie, mais auxquels quelques épithètes ajoutent toute la précision nécessaire pour caractériser le cas actuel. Au lieu donc des mots *pneumonie*, *pleurésie*, *péripneumonie*, etc., on préfère celui de *fluxion de poitrine* avec les épithètes *inflammatoire*, *bilieuse*, *gastrique*, etc. On emploie les noms de *goutte*, d'*affection cérébrale*, de *fièvre adynamique*, au lieu des mots *arthrite*, *méningite*, *encéphalite*, *dothinentérite*. Et tout cela n'est point aversion pour la nouveauté, mais amour de la bonne observation. La clinique est le creuset des théories médicales ; c'est là qu'on fait le départ de ce qui n'est que systèmes produits par l'imagination, d'avec les doctrines qui sont l'expression des faits.

Que l'on nous permette encore une remarque. Il y en a qui estiment une clinique d'autant plus intéressante que la mortalité a été plus grande, les maladies plus longues et plus graves. Sans doute, quand le travail morbide se prolonge, la scène, si vous voulez, en devient plus dramatique, en ce que l'on voit l'art disputant le terrain pied à pied. Mais il est vrai aussi qu'une longue lutte accuse souvent la faiblesse de l'art, dont le beau idéal serait de rendre une maladie le plus courte possible. Quand une saignée, un émétique ou quelques grains de sulfate de quinine donnés à propos font avorter le mal dès son début, n'est-ce pas là ce qu'il y a de plus intéressant ?

Un autre travers, c'est de ne regarder une observation comme bien complète que lorsqu'elle se termine par l'autopsie. Il semble, au contraire, au point de vue pratique, que toute observation qui se termine par la mort a quelque chose d'essentiellement incomplet. Car, nous, nous voudrions savoir comment on a guéri, pour nous conduire d'une manière analogue dans les cas semblables. Or, quand l'observation se termine par la mort, le travail médicateur a été arrêté, tronqué, incomplet : je peux voir les ravages du mal, mais ce qu'il eût fallu pour guérir est fort incertain.

Ajoutons que les pièces d'anatomie pathologique les plus remarquables proviennent d'altérations organiques le plus souvent incurables, lors même qu'on les aurait vues sur le vivant. Assurément on ne néglige pas ici ces investigations, et l'on verra qu'elles sont constatées avec soin ; mais si elles piquent la curiosité, au fond elles constituent une partie fort ingrate pour le praticien.

Telles sont les considérations que nous avions besoin d'offrir à quelques lecteurs, avant de passer à notre compte-rendu.

Rapport entre la constitution atmosphérique et la constitution médicale pendant ces deux mois.

De toutes les causes de maladie, la constitution atmosphérique est celle qui atteint à la fois le plus d'individus, et partant qui imprime à l'ensemble des maladies d'une saison le caractère le plus remarquable. Car rien n'est plus varié que les habitudes et les prédispositions spéciales de chacun ; mais, tous, nous respirons le même air et sommes environnés de la même atmosphère. Or, nulle part on n'étudie mieux cette influence de l'air, et par conséquent la constitution médicale de la saison, que dans les hôpitaux qui sont peuplés par des soldats et des journaliers, c'est-à-dire par la partie de la population la plus exposée à toutes les intempéries du ciel. Rappelons seulement que la constitution atmosphérique et la constitution médicale qui en résulte, ne datent pas du même jour. Pour établir un mode uniforme d'affections et un certain genre d'habitudes fluxionnaires, il faut que la cause répète son action plusieurs fois et assez long-temps, afin de modifier d'une manière sensible le système vivant. Il est donc nécessaire de remonter plus ou moins loin dans la saison antérieure, pour avoir la raison de la constitution médicale actuellement régnante.

L'hiver, cette année, a été fort modéré. Nous n'avons eu, ni ces gelées rigoureuses, ni cette neige qui l'an dernier demeura long-temps sur le sol. Les vents secs et froids du nord, qui d'ordinaire soufflent avec force dans nos contrées vers les mois de février et de mars, et qui, l'an dernier, donnèrent aux maladies de l'hôpital un caractère presque exclusivement inflammatoire, se sont fait à peine sentir. Les vents pluvieux du sud-est ont généralement prédominé, ou plutôt nous avons eu dans la même semaine et dans le même jour un abrégé de toutes les saisons et intempéries, tant l'état de l'air a été variable. Pendant le dernier quartier de la lune de mars (21 avril), il y a eu quelques journées chaudes de suite, qui commençaient à substituer les affections gastriques aux affections des organes de la respiration. Mais le froid a repris avec la nouvelle lune (29 mars). Le 3 mai, il a neigé sur les montagnes voisines, et le reste de cette lune, jusqu'au 29 mai, a offert une continuelle alternative de beaux et de mauvais jours. Ce n'est qu'au commencement de juin que le beau temps a pris un caractère fixe.

Un état atmosphérique aussi inconstant n'a permis à aucun élément morbide de s'établir d'une manière absolue. Mais, en déterminant de grandes perturbations dans les fonctions du système dermoïde, il a développé à un haut degré le caractère catarrhal, qui résulte précisément de ces variations brusques et fréquemment répétées. Aussi, au lieu de ces maladies à type inflammatoire et continu, on a vu pendant ce semestre un grand nombre de fièvres intermittentes, des rhumatismes aigus, presque une épidémie de fluxions de poitrine à marche insidieuse, plusieurs embarras gastriques et quelques fièvres muqueuses, avec état malin.

Quant aux maladies chroniques, on a pu observer plusieurs cas d'hydropisie, des affections rhumatismales, mais surtout de graves phthisies du poumon. Sur 22 sujets qui sont morts pendant deux mois, il y a eu 15 phthisiques. La plupart entraient à l'hôpital dans une période de consomption très-avancée, et n'y venaient *que pour mourir,* selon l'expression de l'un d'eux. Il est remarquable combien, sous l'influence de la constitution atmosphérique régnante, cette maladie a marché rapidement. Plusieurs de ces malades avaient eu antérieurement des fluxions de poitrine, que l'on avait traitées ailleurs par des saignées répétées. Les malades ainsi énervés n'ont plus les forces suffisantes pour que la maladie se juge complétement. Non-seulement il reste un état de faiblesse qui rend les convalescences interminables, mais encore il se forme de funestes altérations dans le tissu pulmonaire. Contre quelques-unes de ces phthisies, on a essayé l'huile dépurée de foie de morue, et les cautères, quand il n'y avait pas fièvre avec exacerbation le soir. Deux malades ont paru en éprouver de l'amélioration. Le chlorure de sodium n'a pas semblé obtenir le même succès.

Entrons dans quelques détails.

Fièvres intermittentes.

Sur 231 malades qui ont été en observation, 95 étaient atteints de fièvres intermittentes. Il n'y a eu aucun cas de mort. Parmi ce grand nombre de fébricitants, 3 ou 4 seulement avaient les fièvres pour la première fois ; chez tous les autres, c'était un réveil des fièvres qu'ils avaient contractées antérieurement, et que l'hiver ou divers traitements avaient suspendues.

La plupart de ces malades étaient des journaliers, employés au chemin de fer de Montpellier à Nîmes, dans des lieux bas et marécageux, exposés à des suppressions de transpiration, à des écarts de régime, souvent mal vêtus et mal nourris. Plusieurs avaient, l'été dernier, contracté les fièvres pour avoir bu de la mauvaise eau, après s'être gorgés de fruits encore verts. Peut-être aussi dans les profonds déplacements de terre que nécessitent ces travaux, se dégage-t-il des effluves pernicieux ?

Les autres étaient des douaniers continuellement infectés par les miasmes des étangs et des salins, aux bords desquels ils sont de garde et se couchent la nuit. Presque tous offraient des engorgements de la rate considérables.

Des influences analogues ont produit sur nos soldats évacués d'Afrique des affections pareilles. Ici, comme les sujets sont souvent atteints loin des hôpitaux, on doit compter de plus les effets d'un mauvais traitement et la libéralité avec laquelle le sulfate de quinine est distribué aux malades par les caporaux ou des sergents de garde. Des fièvres intermittentes, des ictères, des diarrhées chroniques, des hydropisies, une débilitation profonde de l'économie en sont les conséquences.

Quel est le traitement par lequel on a guéri toutes ces fièvres? Leur bénignité au printemps contraste avec leur malignité en automne. Plusieurs, sous type tierce, dont les accès allaient en diminuant d'intensité, ont été abandonnées à la nature, et se sont terminées d'elles-mêmes avant le 7e accès. (*Febris tertiana exquisita septem circuitibus, quod longissimum est, solvitur.* Hipp.) Quelques sujets ont encore éprouvé, après le 7e accès, de légers mouvements fébriles. Dans quelques cas, la fièvre a été regardée comme un moyen critique dont la nature se servait pour guérir une autre maladie; entre autres, chez un soldat venu d'Afrique avec une jaunisse qui a cessé en même temps que la fièvre après le 7e accès (salle Saint-Lazare, no 8). On sait que Sydenham regarde comme utiles et dépuratoires les fièvres intermittentes tierces du printemps.

Quand la fièvre s'est présentée sous un autre type, ou

plus intense, ou plus rebelle, ou compliquée d'une autre affection, elle a été traitée selon les cas :

Ou par la *potion anti-émétique de Rivière*, donnée quelques instants avant l'accès (spécialement contre le type quarte);

Ou par l'*ipécacuanha* (20 grains en poudre), employé avant l'accès comme moyen perturbateur. Dans ces cas, on considère ces fièvres comme entretenues par l'habitude. Il suffit de supprimer un accès pour rompre la chaîne qui les lie l'un à l'autre et en débarrasser le malade.

Si la fièvre résistait à ces moyens, on employait le *sulfate de quinine* (par pilules à la dose de 1 à 6 grains), à moins qu'une complication, le plus souvent gastrique et manifestée par l'état de la langue et des voies digestives, ne présentât une indication préalable.

Dans quelques cas qui avaient résisté au sulfate de quinine, l'infusion d'ipécacuanha a été donnée avec succès comme fébrifuge (1).

Dans d'autres cas très-rebelles, il a fallu employer tour à tour plusieurs de ces moyens. La complication inflammatoire ne s'est pas présentée, et l'on n'a saigné qu'une seule fois (salle Saint-Vincent, N° 21) pour un malade qui était atteint en même temps d'épilepsie et dans l'habitude d'être saigné pour ces attaques.

---

(1) Wichmann avait déjà trouvé une vertu anti-fébrile dans l'ipécacuanha donné *fractâ dosi* (vid. *Andreœ Murray opuscula medica*, tom. II, pag. 289-290). C'est d'après cet auteur que notre professeur de clinique s'est dirigé dans l'emploi de ce médicament.

Enfin, chez certains sujets, où la fièvre avait résisté à tous les traitements les mieux indiqués, elle a été abandonnée à elle-même, et elle a disparu après un certain laps de temps. La répétition plus ou moins fréquente des accès a paru user la disposition fébrile.

Quant aux engorgements de la rate coïncidant avec la fièvre intermittente, on a prétendu, dans ces derniers temps, qu'ils se dissipaient par l'administration du sulfate de quinine à haute dose. L'expérience que l'on en a faite à Saint-Éloi démontre que, si l'engorgement est subordonné à la fièvre, le sulfate de quinine dissipe l'engorgement; mais, bien que le sulfate de quinine ait été donné à haute dose, ces engorgements ont persisté quand ils étaient une complication de la fièvre.

La facilité avec laquelle ces fièvres ont guéri, fait que nous ne présenterons ici que deux observations de cas fort graves.

PREMIÈRE OBSERVATION.

Fièvre intermittente pernicieuse, un seul accès à l'hôpital. (C'est le seul cas de fièvre intermittente pernicieuse qui se soit offert.)

B...., âgé de 43 ans, né dans la Lozère, maintenant berger à Pérols, près des étangs, de tempérament bilieux, de constitution peu forte, est porté à l'hôpital le 16 avril au soir. Face pâle, presque jaune, figure crispée; pieds et mains glacés; tête froide; pouls fréquent, très-petit; état soporeux; tremblement dans les membres; il agite les lèvres, mais on ne peut tirer de lui aucun mot, il est sans connaissance. *(Cataplasmes sinapisés aux coudes-pieds.)*

17 avril. Intermission complète, calme dans le pouls ; mais le malade est extrêmement fatigué. Il est, d'ailleurs, si peu intelligent qu'on n'en peut obtenir aucun éclaircissement sur son état antérieur. (5 *grains sulfate de quinine de deux en deux heures*, jusqu'à ce qu'il en ait pris 20 grains.)

18. Pas de nouvel accès. (5 *grains sulfate de quin. illicò*, autant après midi.)

19. (5 *grains sulf. de quin.* une fois seulement.)

20. Le malade a soif ; le pouls est un peu fébrile. *(Décoction de quinquina,* 5 *grains sulfate de quinine* une fois seulement.)

22. Le malade est bien. (2 *grains sulfate de quinine* de quatre en quatre heures.)

25. 2 *grains* une fois.

27. Vin amer.

28. Le malade sort après douze jours d'hôpital.

DEUXIÈME OBSERVATION.

Fièvre catarrhale, bilieuse, continue, puis rémittente, puis intermittente. — 12 jours de maladie. — Guérison.

Jules, infirmier, âgé de 38 ans, était indisposé depuis quatre jours : sentiment de lassitude, perte d'appétit. Ne pouvant plus se soutenir, il s'alite le 28 avril dans la matinée. Il se tourne tantôt sur un côté, tantôt sur l'autre ; la face est jaune, les yeux fermés, les membres contractés. Il se calme par instants, puis se meut brusquement, en poussant des cris désespérés et par sursauts. Il se plaint qu'il a la bouche empestée, et vomit un liquide jaunâtre. (2 *grains tartre stibié en quatre doses,*

illicò, précédés de 20 *sangsues derrière les oreilles.*)
Le malade vomit beaucoup de matières jaunâtres.

5ᵉ jour. Calme, mais point de sommeil ; il se plaint
de violentes douleurs aux lombes ; le pouls est plus
fréquent, la langue humide. (20 *sangsues à la région
lombaire.*)

6ᵉ jour, à 7 heures du matin. Le malade a rendu par
le nez quelques petits caillots de sang. Il ne souffre pas
autant des reins, mais se sent les membres brisés. Pouls
à peine fébrile ; rémission manifeste. Vers les huit heures,
il est saisi de froid intense, puis de chaleur qui dure
jusqu'à midi. Pendant la période de chaleur, il s'endort.
(*Une pilule de 2 grains sulfate de quinine, de trois en
trois heures*, à commencer à 6 heures du soir, de manière qu'il en ait pris quatre avant l'accès de demain.)

7ᵉ jour. Le pouls est plein, onduleux, régulier.
(*Bouillon, 2 grains sulfate de quinine, bis.*)

Le malade se lève un peu dans la journée.

8ᵉ jour. Le mieux continue ; il ne se sent que très-
fatigué. (*Mêmes prescriptions.*)

9ᵉ et 10ᵉ jour. La fièvre ne reparaît pas.

11ᵉ jour. On lui donne le demi-quart.

12ᵉ jour. Il reprend ses occupations ordinaires.

Maladies exanthématiques.

—

1. VARIOLE.

L'éruption variolique s'était offerte très-souvent pendant les mois qui ont précédé ; la plupart des fièvres aiguës s'accompagnaient de cet exanthème. Cependant les malades avaient été presque tous vaccinés ; on n'en pouvait pas douter, ils en portaient les cicatrices.

Ces faits inspirent des craintes sur l'efficacité de notre vaccine. Est-il vrai qu'elle ne préserve pas toujours de la variole ? Comment éclairer cette question pratique ?

Les uns pensent que l'on a dû mal inoculer ou mal choisir le vaccin. D'autres accusent ce virus d'avoir dégénéré ; ils voudraient qu'on l'empruntât de nouveau à l'animal qui l'a fourni la première fois. Plusieurs croient sauver l'honneur de la vaccine, en appelant *varioloïde* toute éruption analogue à la variole, qui atteint les sujets vaccinés.

Peut-être convient-il de rappeler ici un grand principe : les lois qui régissent les corps vivants n'ont rien d'absolu. Dire que *la vaccine préserve de la petite-vérole*, c'est dire qu'elle en rend les cas incomparablement plus rares et moins dangereux.

C'est en ce sens qu'il est vrai de dire que la peste

2

n'atteint pas deux fois le même sujet. C'est ainsi que les meilleurs aphorismes d'Hippocrate ne s'appliquent qu'à la généralité des cas.

Il est certain que, chez des personnes réputées *vaccinées*, nous avons vu la variole sévir avec une activité alarmante ; en s'accompagnant de cet appareil de croûtes, de tuméfactions livides, gangréneuses, purulentes, qui transforment un corps naguère sain en une masse bouffie, infecte et hideuse.

Il est vrai que ces cas ont été en petit nombre. Le plus souvent l'exanthème a parcouru tranquillement ses périodes. Chez quelques malades il y avait des hémorrhagies abondantes. Quand le sang coulait par la bouche ou l'anus, c'était un signe fâcheux : il annonçait ou la dissolution de ce fluide, ou l'extrême atonie de certains organes, où des mouvements fluxionnaires ataxiques, et le sujet périssait en peu de temps.

Quoique les croûtes fussent tombées, le malade n'était pas toujours guéri. Souvent il se formait une suite d'abcès interminables, soit vers l'extérieur, soit dans les cavités. La variole introduit alors dans le système vivant une disposition vicieuse, une diathèse ou cachexie (Bordeu) qui tend à convertir tout en pus, les solides et les fluides, et les aliments que l'on prend, et les matières de l'absorption.

C'est donc au milieu d'une fonte purulente générale et de diarrhées colliquatives que quelques malades ont succombé. Les toniques (le quinquina en extrait, en décoction ; le lait associé au quinquina, ou coupé avec l'eau seconde de chaux), les analeptiques, ont souvent relevé les forces et arrêté les progrès de ces suppurations.

L'histoire de la variole se réduit en quelque sorte à celle d'un seul bouton (1).

On sent en un point un prurit âcre, continu ; il y paraît un peu de rougeur et d'élevure. Cette rougeur s'étend ; le point central pâlit, il devient purulent, se déprime et devient croûteux, pendant que les points voisins parcourent successivement les mêmes périodes. Un bouton variolique présente donc, à un certain moment, un centre déprimé croûteux, entouré de trois zones concentriques : la première d'un rose pâle, d'où le pus a disparu ; la seconde grisâtre, en suppuration ; la troisième d'un rouge inflammatoire, qui, à son tour, deviendra purulente, pâle et croûteuse. C'est en petit le tableau de la maladie.

Il est inutile d'appliquer des topiques ou de vider le pus. Une chaleur trop vive ne sert qu'à étendre le cercle inflammatoire ; un froid trop intense irrite la douleur. Aussi la pratique qui consiste à tenir les malades chauds comme dans une étuve, est aussi funeste que celle qui les expose à un froid trop rigoureux. Toute la partie qui a été rouge doit suppurer, et un signe que les progrès du bouton sont arrêtés, c'est quand la zone gri-

(1) En détachant un vésicatoire, je m'étais piqué au pouce avec une épingle souillée de virus ; il y vint un très-gros bouton varioleux, qui se développa avec une lenteur extrême, à cause sans doute de la densité du tissu en cet endroit. C'est sur ce bouton que tous les détails qui suivent ont été observés avec beaucoup de soin. Les battements étaient si forts qu'ils avaient fait croire d'abord à un panaris.

sâtre touche immédiatement aux parties saines. Dans
une variole de bonne nature, les progrès du bouton
affectent assez exactement la forme sphérique. La desquamation se répète plusieurs fois ; les croûtes qui se
détachent ne doivent pas être considérées comme du pus
concrété, mais comme une sorte d'élimination dépura-
toire.

Puisque l'on n'a pas de spécifique à opposer directement à la variole, comme on a le mercure contre la
syphilis, il faut abandonner à la nature le soin de faire
germer, fleurir et dessécher cette espèce de semence
morbifique ; en ayant soin seulement de favoriser ce travail et d'écarter les complications dangereuses.

La variole est-elle une maladie générale? Certainement
toute l'économie en éprouve l'impression, puisqu'elle
garde pour toujours le souvenir d'une première atteinte ;
on peut donc regarder cette maladie comme une fonction pathologique, qui a pour objet de fixer sur la
peau et d'éliminer par là le principe exanthémateux.
Mais, d'un autre côté, la variole peut être considérée
comme le type du phlegmon et des inflammations locales.
En effet, on peut en implanter le virus dans un tissu ;
et dans les circonstances favorables, il s'y fixe, s'y circonscrit et s'y développe avec rougeur, tumeur, chaleur
et tension ; la maladie suit une marche continue, régulière, sans embarrasser les autres fonctions. Une variole
confluente bénigne a pour inconvénient la multiplicité des
boutons, qui augmente dans le même rapport la gêne,
la turgescence, les douleurs et la suppuration.

La fièvre qui accompagne l'exanthème, est un mouvement *synergique* qui concourt à l'élaboration du germe

varioleux. Ordinairement elle se relâche après l'éruption et laisse un intervalle de repos ; elle reprend ensuite avec le travail dépurateur. Quelquefois, après l'inoculation , elle suffit pour détruire la disposition variolique , sans qu'il y ait éruption au-dehors *(variolæ sine variolis) ;* d'autres fois , au contraire, les boutons se développent sans fièvre.

A quoi donc tiennent les dangers de la variole ? Aux complications qui surviennent.

Une variole même discrète prend un mauvais caractère , quand le sujet est mal disposé. Si un état gastrique, bilieux, muqueux, nerveux, inflammatoire, ou quelque diathèse malheureuse, complique la maladie , alors la nature s'occupant de plusieurs opérations à la fois , ses forces se divisent. Et de-là ces éruptions avortées , incomplètes ou trop hâtives , ces boutons noirs ou verruqueux, ces gangrènes, ces hémorrhagies fâcheuses et ces métastases mortelles.

Telles sont les circonstances qui rendent la variole si souvent redoutable et lui donnent quelquefois un caractère pestilentiel. Un des grands avantages de l'inoculation de la petite-vérole , c'est qu'on pouvait préparer le sujet et simplifier la maladie.

Ces divers états ou éléments morbides n'ont pas été traités autrement chez les varioleux que dans les autres cas. *Morborum curatio ità ferè instituenda est in variolis , uti institueretur si variolæ non adessent* (Cotunni). Nous en parlerons ailleurs , à l'occasion des observations qui se rattachent particulièrement à chacun d'eux.

Nous n'avons eu en avril et mai qu'un seul cas de

variole, qui était en quelque sorte un reste de la constitution médicale antérieure.

Variole confluente ataxique.

A..., soldat au 3ᵉ régiment du Génie, né dans les Hautes-Pyrénées, est âgé de 29 ans et bien constitué; *il a été vacciné.* Un écoulement hémorrhoïdal auquel il était sujet s'est arrêté depuis peu.

Le 14 mars, sans cause connue, se sentant un grand mal de tête, il se couche. Il passe la nuit dans des rêvasseries; le lendemain, il a soif, chaleur, dégoût des aliments, et saigne du nez.

3ᵉ jour. Ayant vomi des matières bilieuses, il se rend à l'hôpital.

La face est rouge, le pouls fréquent et dur, la langue sale, la bouche amère; la céphalalgie va croissant. Une éruption de petites papules entremêlées de taches rouges occupe l'hypogastre, les deux aines, les parties génitales et le haut des cuisses à leur face interne. Cette éruption s'est faite dans la nuit. *(Diète, saignée de 10 onces; 2 grains de tartre stibié en 6 doses illicò; julep anodin le soir, tisane d'orge sucrée, chaude.)*

Le malade vomit abondamment des matières amères et verdâtres; le sang offre une couenne de même couleur. Le soir, la céphalalgie a diminué, le pouls est moins dur.

4ᵉ jour. La face présente quelques boutons rouges, varioleux, on en voit aussi sur les membres supérieurs; la peau est chaude et sèche; il y a des selles involontaires. On remarque aux aisselles une éruption toute pareille à celle qui a été signalée aux deux aines. *(Crêmes de riz, tisane d'orge sucrée, chaude.)*

5ᵉ jour. Le malade a la peau brûlante, la tête lourde; les yeux sont brillants, la gorge douloureuse; la face se couvre de boutons, ainsi que les bras. L'éruption aux aines a disparu, celle des aisselles s'efface; le pouls est à peine fébrile. *(10 sangsues au cou, crêmes de riz, tisane d'orge sucrée, chaude.)*

Dans la nuit, il y a un délire et une agitation extrêmes; le malade accuse un froid intense, on le couvre de flanelles.

6ᵉ jour. Sur le matin, l'éruption se fait sur tout le tronc; le délire a cessé, les maux de gorge aussi. *(Crêmes de riz, tisane d'orge sucrée, chaude.)*

7ᵉ jour. La face est extrêmement tuméfiée, les boutons y sont pleins d'une matière jaunâtre; au tronc, cette matière est d'un blanc trouble. *(Mêmes prescriptions.)*

8ᵉ jour. La nuit, un peu de délire; le matin, le pouls à peu près comme en santé; pleine suppuration à la face, sur le tronc elle est moins avancée. *(Mêmes prescriptions; cataplasmes sinapisés aux coudes-pieds.)*

9ᵉ et 10ᵉ jour. La tuméfaction diminue, les boutons se dessèchent à la face, le malade se sent mieux; vives démangeaisons à la peau. *(Bouillon; pruneaux le soir.)*

Les jours suivants, la dessiccation continue à se faire de haut en bas.

16ᵉ jour. On purge le malade. *(Rhubarbe et manne.)*

La desquamation continue long-temps encore, et le malade sort guéri vers les derniers jours d'avril.

II. ROUGEOLE.

Il ne s'est présenté qu'un seul cas de rougeole pendant ces deux mois. On sait les singuliers rapports qu'il y a entre cet exanthème et le précédent. De même que celui-ci, la rougeole n'attaque ordinairement qu'une fois le même sujet ; elle est moins grave chez les enfants que chez l'adulte. Peut-on l'inoculer ? Des praticiens assurent que oui. D'autres prétendent l'avoir essayé en vain ; c'est pourquoi ils refusent à la rougeole la qualité de maladie produite par un virus spécial. Ils la considèrent, ainsi que la plupart des autres exanthèmes, comme une hémorrhagie cutanée, comme un mouvement fluxionnaire qui part du centre épigastrique et porte vers la périphérie une matière morbifique.

Quoi qu'il en soit, il semble que le vice rubéolique ait quelque chose de plus diffus que celui de la variole. Ses boutons n'ont ni autant de grosseur, ni autant de ténacité. Le principe de la rougeole paraît être plus errant et plus subtil ; il mord, pour ainsi dire, moins sur les solides que sur les humeurs. De même que la scarlatine, il a un caractère catarrhal ; il opère une action âcre sur les membranes muqueuses en contact avec l'air, et provoque la toux, l'éternuement, les larmes. La variole, quand elle a disparu de la peau, détermine souvent, dans les tissus, des abcès, des collections purulentes. La rougeole et la scarlatine ont des suites plus insidieuses : la première occasionne des phthisies lentes par une affection de la muqueuse bronchique (1), et non par la suppuration du parenchyme pulmonaire, comme le prétendait Sydenham ; la seconde est suivie fréquemment d'a-

---

(1) M. le professeur Caizergues a constaté ce fait par l'autopsie d'individus morts à la suite de la rougeole.

nasarque, d'infiltrations séreuses, de leucophlegmatie.

En général, on sait que si la nature dirige, concentre, localise et circonscrit le vice morbifique en un certain lieu, afin d'y en opérer la coction matérielle ou l'écoulement, le danger est moindre que lorsque ce principe se subtilise et infecte toute la substance en s'y disséminant.

De ce caractère catarrhal et moins fixe de l'éruption rubéolique, découle en pratique la nécessité d'insister davantage sur les moyens propres à la maintenir au-dehors; d'éviter l'air trop frais (généralement utile dans la variole); de tenir le malade chaudement; d'employer les diaphorétiques, et même les sudorifiques.

QUATRIÈME OBSERVATION.
Fièvre catarrhale, rougeole.

A*** est cultivateur et âgé de 37 ans, d'une constitution forte, un peu scrophuleuse; il était sujet dans sa jeunesse à des hémorrhagies nasales. Ses deux enfants ont eu la rougeole il y a quinze jours; quant à lui, il ne se rappelle pas qu'il l'ait jamais eue.

Dans la matinée du 15 mars, par un soleil chaud, il quitte, pendant son travail, son gilet de laine. Sur les trois heures du soir, il sent dans tout le corps des frissons, qui persistent les jours suivants avec une toux et des éternuements continuels

6e jour. L'intensité de ces symptômes l'a déterminé à entrer à l'hôpital.

(22 mars), 7e jour. Les éternuements ont cessé, mais la toux est très-pénible; il sent une ardeur cuisante au fond de la gorge. La face est rouge; on voit sur la poitrine des taches rouges, disséminées, nom-

breuses , irrégulièrement arrondies, légèrement saillantes ; la chaleur est âcre à la peau ; le pouls vite, serré; la respiration courte , haletante ; il y a depuis deux jours des selles claires , fréquentes , sans coliques. (15 *sangsues* à la partie antérieure du cou ; *tisane d'orge sucrée, chaude ; looch blanc* le soir.)

8e jour. Les taches commencent à s'effacer ; le pouls est calme , onduleux ; la chaleur douce et halitueuse. Il y a eu quelques selles encore dans la nuit. *(Crémes de riz ; tisane d'orge sucrée , chaude ; looch simple.)*

9e jour. La moiteur de la peau continue , la desquamation se fait à la place ; il ne se plaint que d'un peu d'irritation à la gorge. *(Bouillon , looch ; même tisane.)*

10e jour. A*** est tout-à-fait bien ; il reste à peine des traces de l'exanthème.

14e jour. On purge le malade, qui sort quelques jours après.

III. ÉRYSIPÈLE.

Ce genre d'exanthème n'a pas été beaucoup plus fréquent que les deux précédents ; nous n'en rapporterons qu'un cas , remarquable par sa gravité.

On ne peut pas regarder l'érysipèle comme une inflammation purement locale. Son caractère ambulant, l'âcreté de l'humeur qui s'en écoule , sa marche insidieuse, ses relations avec l'état gastrique ou bilieux indiquent qu'il n'est pas une simple phlogose de la peau. La brûlure superficielle et l'insolation en imitent la forme; mais elles en diffèrent essentiellement par leur fixité et par leurs causes. C'est au-dedans et dans les viscères que l'érysipèle a sa source. Une circonstance remarquable , c'est qu'il peut être déterminé par l'ingestion de certains aliments. (*Voy*. Sauvages.)

Cette éruption indique toujours quelque chose d'ataxique et de suspect, puisque la nature, au lieu d'éliminer la matière morbifique par la voie des excrétions ordinaires, semble la promener dans certains organes. Souvent cet exanthème n'occupe que la superficie du derme; mais quelquefois il s'étend vers l'intérieur des tissus et les infecte dans leur profondeur. De-là, leur teinte livide et leurs tuméfactions , tantôt indolentes , tantôt excessivement douloureuses , avec ou sans suppuration ; de-là encore, les dangers de la rétrocession de l'érysipèle.

Cette fluxion d'humeurs suspectes et corrosives , transportez-la par la pensée dans quelqu'une des membranes internes ou dans le parenchyme de certains viscères ; vous aurez, selon que les méninges ou le tube digestif en seront le théâtre , ces fièvres dites typhoïdes, ces encéphalites, ces pneumonies, ces pleurésies, ces entérites à caractère malin ; que les émissions sanguines générales ou locales ne font souvent qu'aggraver. Ensuite, à l'autopsie, vous trouvez des ravages dans les tissus, des organes flétris, corrodés, hépatisés, ramollis, ulcérés, gorgés de fluides sans nom.

Nous avons vu un érysipèle de teinte pourpre-violet envahir rapidement le bas-ventre, les bourses, les flancs et les cuisses d'un hydropique, qui est mort deux jours après. A l'autopsie, presque tous les viscères et les muscles du bas-ventre offraient la même couleur, le même genre d'altération que les tissus plus externes, évidemment occupés par l'éruption.

D'où vient qu'à la suite d'une lésion traumatique

l'érysipèle est si redouté? N'est-ce pas à cause de l'état ataxique qu'il décèle? S'il était de nature purement inflammatoire, on se féliciterait de cette apparition, qui annoncerait une réaction utile et souvent désirée.

Ce n'est donc pas par des moyens purement locaux que l'on a combattu cet exanthème. On sait combien il supporte mal les topiques, même les émollients. C'est dans son foyer qu'il convient d'en attaquer la cause. Nous avons vu employer avec succès les émétiques, au début, et les purgatifs, vers la fin. On s'est bien trouvé des vésicatoires, comme attractifs de la fluxion; des sangsues, de la saignée, quand l'état local ou général annonçait une complication inflammatoire; des toniques, des excitants, quand il y avait un état nerveux. En un mot, c'est à l'état présent du sujet et aux prédominances actuelles de tel ou tel élément qu'il faut demander les indications.

CINQUIÈME OBSERVATION.

Fièvre bilieuse ataxique; fluxion de poitrine; large érysipèle phlegmoneux, qui parcourt presque tout le corps et se complique d'adynamie: guérison.

B..., roulier, est âgé de 35 ans et né dans l'Aveyron; il est de tempérament bilieux, de constitution très-robuste. Etant soldat, il a contracté trois fois la syphilis; il fut atteint, il y a cinq ans, d'une fluxion de poitrine du côté droit, et plus tard de deux affections cérébrales.

Le 5 avril 1843, il a gardé long-temps des vêtements mouillés par la pluie.

Le 7, au matin, il est saisi de vertiges, de frissons suivis de chaleur, de lassitude dans les jambes, de brisement dans les membres; la respiration s'embarrasse;

il tombe sans connaissance sur le sol, et y reste trois ou quatre heures. Des gens qui le rencontrent le transportent à l'hôpital.

Il se plaint d'une vive douleur au côté droit de la poitrine ; il a des vertiges, de l'assoupissement ; il répond avec peine, et ne se rappelle presque rien. La face est rouge, les yeux injectés, la langue blanche au milieu, rouge sur les côtés ; il éprouve une soif ardente. La respiration est courte, fréquente, saccadée, abdominale ; la toux est brève et sans crachats. Il y a matité et râle crépitant dans les deux tiers inférieurs du poumon droit : ce côté se dilate moins que le gauche. Le pouls est fréquent, dur, concentré ; la peau d'une chaleur âcre. *(Diète, tisane pectorale chaude ; saignée de 10 onces.)* Après la saignée, le pouls se développe, le malade reprend connaissance.

2e jour. La douleur du côté a diminué, les crachats sont épais, jaunâtres ; mais la nuit a été fort agitée, la langue est sèche, la bouche amère. *(Diète, tisane d'orge sucrée, chaude ; looch (bis.)*

3e jour. Il est mieux ; la respiration est facile, bien qu'il reste un peu de douleur au côté. *(Deux ventouses scarifiées loco dolenti.)*

4e jour. La face se rétracte ; le pourtour des yeux et du nez a pris une teinte jaune ; la bouche est sèche, la soif très-vive, le ventre tendu et douloureux ; point de selles. *(Tisane pectorale ; lavement purgatif avec séné ; looch le soir.)*

5e jour. Quelques selles ont soulagé le ventre ; la face devient de plus en plus jaune. *(Tisane de mauve et de tilleul ; infusion de 20 grains ipécacuanha, dans*

6 *onces d'eau édulcorée avec une once de sirop pectoral
de Maloët.)*

6ᵉ jour. Nouvelles selles bilieuses ; la peau s'humecte;
la respiration est libre sur tous les points, l'expectoration abondante et facile. *(Infusion de 20 grains ipécacuanha, avec addition de 1 once manne.)*

7ᵉ jour. Le malade est calme, mais le sommeil a été
troublé par des rêves. *(Mêmes prescriptions.)*

Le soir, la fièvre augmente, la langue se dessèche de
nouveau, il y a un peu de stupeur.

8ᵉ jour. Eruption de petites pustules vésiculeuses aux
narines. *(Mêmes prescriptions.)*

9ᵉ jour. Le malade se sent mieux et demande à manger. *(Demi-soupe ; infusion d'ipécacuanha continuée.)*

10ᵉ jour. Il se plaint de douleur au point où ont été
appliquées les ventouses.

11ᵉ jour. Une tuméfaction érysipélateuse s'étend depuis la base du thorax jusqu'à l'aisselle ; le tissu cellulaire s'empâte, les ganglions de l'aisselle s'engorgent ; la
peau, d'un pourpre violet, présente quelques vésicules à la
place des ventouses. Le pouls est devenu vite, serré ; le
malade a des tintements d'oreilles, des vertiges ; la face
est grippée, la bouche sèche et amère ; il y a des nausées ;
pas de selles ; les urines sont rouges. *(Bouillon, tisane
de mauve et tilleul ; infusion d'ipécacuanha continuée.)*

12ᵉ jour. L'érysipèle envahit tout le haut du dos ; le
gonflement est extrême, les douleurs atroces. Le malade est dans un accablement profond ; le pouls est lent.
*(Bouillon, infusion d'ipécacuanha continuée ; limo-
nade végétale.)* Il y a deux selles avec coliques.

13ᵉ jour. Le malade a déliré dans la nuit ; le matin,

il est immobile et dans la stupeur. L'érysipèle occupe toute la poitrine et gagne les bras ; on voit des vésicules et des grains miliaires disséminés partout ; la face s'enfle ; la langue est sèche et fuligineuse. (*Mêmes prescriptions*; *deux vésicatoires* aux bras.) Encore deux selles bilieuses dans le jour.

14e jour. Le délire a cessé, l'oreille et la joue gauche sont couvertes d'ampoules, les bras énormes ; l'érysipèle s'étend aux avant-bras : ardeurs brûlantes dans ces parties. (On suspend l'infusion d'ipécacuanha. *Tisane pectorale*, *vésicatoire* à l'avant-bras gauche.)

Dans le jour, on fait au bras gauche une incision qui ne donne que du sang noir.

15e jour. Les vésicatoires suppurent abondamment, ainsi que l'incision pratiquée hier. L'éruption gagne les mains ; la desquamation commence à la poitrine et à la face du côté gauche ; les paupières et l'oreille du côté droit se tuméfient; la chaleur est moins âcre, la figure meilleure ; l'enduit noir se détache de la langue qui s'humecte un peu. Plusieurs selles pénibles sont suivies d'un grand soulagement. (*Demi-soupe*, *tisane de riz.*)

Les jours suivants, le mieux se soutient ; on donne la décoction de quinquina.

23e jour. Le malade a quelques hallucinations et un peu de délire ; la langue se dessèche encore et le ventre se tend ; il y a le soir une légère exacerbation. (*Bouillon*, *vin*, *limonade végétale; bols camphrés et nitrés*, *alternés avec la décoction de quinquina.*)

24e jour. Le délire continue, les traits s'altèrent; la langue est rôtie, noire ; la soif inextinguible. La suppuration du bras gauche devient sanieuse et fétide. (*Diète*, *vin, bols camphrés et nitrés, alternés avec la décoction de quinquina.)*

Le soir, l'exacerbation est moins intense ; il y a plusieurs évacuations alvines.

25e jour. La nuit à été calme ; les lèvres sont couvertes d'hydroas, la langue est humectée. Le soir, pas d'exacerbation. (On suspend les bols camphrés et nitrés.)

26e jour. La tête est libre ; la suppuration du bras diminue ; l'éruption érysipélateuse s'établit à la région fessière et aux bourses, mais elle est superficielle. (*Mêmes prescriptions.*)

27e jour. L'érysipèle s'étend aux cuisses; les flancs se couvrent de sudamina ; pas de fièvre. (*Demi-portion de riz, limonade végétale ; décoction de quinquina.*)

28e et 29e jours. L'amélioration marche rapidement ; la desquamation se fait aux cuisses ; le bras gauche est revenu à son volume normal. (*Mêmes prescriptions.*)

On continue pendant quelques jours la décoction de quinquina, on augmente peu à peu les aliments, et le malade sort guéri le 18 mai.

Fluxions de poitrine.

Nous avons dit qu'on préfère, à Montpellier, cette dénomination à celles de *pneumonie*, *péripneumonie*, etc. C'est ici le lieu de justifier cette manière de voir, les fluxions de poitrine ayant été très-communes ce printemps.

Questionnez un malade qui a *un point de côté* : il est fort rare que son mal ait débuté par là. Presque toujours il accuse une cause catarrhale générale, un courant d'air, le passage brusque d'un lieu très-chaud à un lieu froid, une sueur arrêtée, des vêtements qu'il a quittés mal-à-propos, de l'eau froide qui l'a mouillé, etc. La femme la plus délicatement enfermée n'est jamais tout-à-fait à l'abri d'influences semblables. La maladie d'ailleurs peut aussi être spontanée.

A quelqu'une de ces causes a succédé un sentiment de malaise, des frissons suivis de chaleur ou alternant avec elle, des maux de tête, un sentiment de lassitude et de brisement dans les membres, la perte de l'appétit; il y a des douleurs errantes, l'équilibre des fonctions est rompu : voilà l'état de *fluxion générale*.

Puis, selon que telle membrane ou tel parenchyme devient le terme de ces mouvements, il s'ensuit ou des affections cérébrales, ou des catarrhes de la membrane pituitaire, ou des tumeurs parotidiennes; des maux de

deuts, des stomatites, des angines, des suppressions de
menstrues, des orchites, des diarrhées, des rhumatismes plus ou moins aigus.

Supposons que la poitrine soit le terme, le *pars reci-*
piens de la fluxion. Alors le malaise général se calme un
peu, la maladie prend une forme locale plus décidée ;
une vive douleur se fait sentir dans l'un des côtés (dans
le parenchyme ou dans les membranes, n'importe) ;
la *fluxion de poitrine* est constituée. Voilà l'exacte
expression de ce que l'on observe chaque jour.

On comprend aussi qu'une faiblesse originelle ou
acquise, ou d'autres circonstances, peuvent attirer sur
tel organe plutôt que sur tel autre les mouvements
fluxionnaires.

En hiver, par exemple, la tête, le ventre, les membres peuvent être mis à l'abri des intempéries du ciel.
Mais comment y soustraire le poumon qui est en contact
immédiat et incessant avec l'air, et sous l'influence
directe de ses qualités ? Le poumon d'ailleurs est la
principale source de la chaleur animale. En hiver, il
faut qu'il lutte contre le froid ambiant ; qu'il ranime
et artérialise un sang plus ralenti, afin de répandre par
lui le feu vital dans tout le système. Cette espèce de
fourneau est donc alors en un plus haut degré d'activité.
Faut-il s'étonner que ses affections soient plus fréquentes
dans les saisons et les climats froids ?

La fluxion s'étant donc dirigée vers la poitrine, elle
y forme son *noyau*, si difficile à *dénicher* selon l'expression de Bordeu. Ici commencent les efforts de la nature
pour résoudre le spasme des parties, pour opérer la
coction et la crise. Quelquefois elles se font facilement

par l'expectoration, par les sueurs. Mais souvent la
lutte devient plus compliquée, et il s'établit entre l'état
local et l'état général des rapports importants.

Le point fluxionné devient un centre, une espèce
de cœur pathologique, qui distrait les forces des autres
fonctions et met en agitation tout le système. Alors se
présentent les complications *inflammatoire*, *gastrique*,
bilieuse, *adynamique*, etc. ; complications importantes
à considérer, qui spécifient le caractère de la fluxion
d'une manière véritablement pratique, et qui offrent
autant d'indications différentes, ainsi qu'il sera dit
ailleurs.

Quand le sujet est vigoureux, une large saignée abat
souvent cet excès d'orgasme général, en livrant passage
au sang surexcité, qui courait en tumulte. Puis, des
sangsues appliquées près du point douloureux dissipent
l'excès d'irritation locale, et la crise se fait plus librement. Voilà pour l'état franchement *inflammatoire*.

Mais si les *forces radicales* sont épuisées par la vieil-
lesse, par une maladie ou par une faiblesse constitutionnelle ou acquise, les émissions sanguines soustrairaient,
avec ce fluide, le peu qui reste de vie. Il se présente donc
un problème fort difficile : dissiper l'état d'inflammation locale, sans épuiser ou même en relevant les forces
du malade.

Dans quelques cas, après les anti-phlogistiques, on a
recours aux toniques, aux analeptiques (vin sucré chaud,
bouillons consommés), ou même aux excitants diffusibles
(le camphre associé au nitre).

On a employé avec succès les vésicatoires chez des
sujets où la nature des douleurs, leur caractère errant et

croire fort mal-à-propos à une désorganisation profonde du viscère.

Quelquefois la fluxion se déplace ; elle se porte sur un autre organe, vers la tête ou le bas-ventre.

On se demande si ces transports de la fluxion sont possibles à travers certains intermédiaires (le diaphragme, par exemple).

Mais il faut considérer que les fluides du corps ne sont pas tout-à-fait inertes et soumis seulement à l'action mécanique. Ils ont quelque chose de vivant, et prennent, à travers les gros vaisseaux, telle ou telle direction spéciale. On le voit pour l'excrétion urinaire.

N'oublions pas d'ailleurs que la circulation cutanée, cellulaire, anastomotique ou en nappe, a la plus grande part dans les fluxions ; qu'outre les grands torrents circulatoires, il y a des courants fort actifs selon la continuité des tissus ; et qu'après tout, la trame organique est une sorte d'*éponge* humide ou de *bave* parenchymateuse, puisque les vaisseaux capillaires poussent les fluides en sens divers, selon les besoins ou les caprices du principe de l'innervation.

Parmi les nombreuses observations qui ont été recueillies, nous allons rapporter les plus intéressantes de chaque espèce.

SIXIÈME OBSERVATION.

Fluxion de poitrine inflammatoire, très-aiguë : guérison en 3 jours.

P....., âgé de 24 ans, scrophuleux, mais robuste, a déjà eu une fluxion de poitrine, il y a deux ans. Le 26 mars, réparant un puits, il se mouille étant en sueur.

Il est bientôt pris de frissons dans tout le corps; ils sont suivis de chaleur, puis de sueurs qui ne procurent aucun soulagement.

Le 2e jour, les mêmes frissons le reprennent; il éprouve une vive douleur au côté droit de la poitrine.

Il entre à l'hôpital le 3e jour, et offre les symptômes suivants : décubitus sur le côté gauche, membres fortement contractés et fléchis, face rouge, toux brève, crachats rouillés qu'il a peine à rendre, soupirs, respiration très-pénible, langue blanche, peau sèche, pouls vite et serré, léger tremblement dans les jambes. On entend du râle crépitant à droite et à gauche vers le milieu de la poitrine.

(Saignée de 8 onces, looch simple, tisane d'orge sucrée chaude. La saignée est répétée dans la nuit.)

4e jour. Le malade est tranquille, les crachats sont épais et visqueux, la peau moite, le pouls onduleux. La douleur du côté persiste, quoique moins vive. On voit sur la poitrine quelques boutons rouges.

(Crêmes de riz, 20 sangsues sur le point douloureux, looch blanc, matin et soir.)

5e jour. La moiteur a continué, les urines offrent un sédiment blanc, la respiration est à peu près normale, le pouls encore un peu fébrile.

(Bouillon, tisane d'orge sucrée chaude.)

6e jour. Le malade est levé; il est sans fièvre et se trouve tellement bien qu'il veut absolument sortir.

SEPTIÈME OBSERVATION.
Fluxion de poitrine, avec ataxie.

Marie G... mariée, âgée de 35 ans, née à Massat, a

eu long-temps des dartres ; des fièvres intermittentes ;
un catarrhe pulmonaire chronique ; elle est récemment
accouchée ; on l'a trouvée sur un grabat, dans la plus
profonde misère.

Le 30 mars, à son entrée à l'hôpital, elle est haletante ; sa langue est sèche ; elle tousse et crache un peu
de mucosité séreuse, mêlée de stries de sang ; elle sent
dans la poitrine des ardeurs qui la brûlent, surtout entre
les épaules, et une douleur, sous la mamelle droite, qui
l'empêche de respirer. La peau est brûlante ; le pouls fréquent, petit, facile à déprimer. Elle allaitait encore son
enfant ! *(10 sangsues au point douloureux, crèmes de
riz, tisane d'orge sucrée chaude ; looch le soir.)*

2ᵉ jour (depuis son entrée). La douleur du côté a
diminué ; mais elle accuse toujours un grand feu intérieur. Le stéthoscope signale à droite divers râles, *crépitant* vers le milieu et à la base, *stertoreux* en haut ; à
gauche, le bruit respiratoire est un peu exagéré ; il y a
sous la clavicule du râle *plaintif* : ces divers bruits changent rapidement de caractère. *(Crèmes de riz, tisane
d'orge sucrée chaude ; looch le soir.)*

3ᵉ jour. La respiration s'embarrasse davantage ; la malade s'est plainte toute la nuit ; elle ne peut plus cracher ;
on entend le râle de la trachée, la langue est sèche, la
peau chaude, le pouls très-fréquent et petit. *(Potion
avec ½ once oxymel scillitique, 1 once sirop d'érysimum, 3 onces d'eau distillée, 2 grains de kermès minéral.)*

4ᵉ jour. La malade a eu dans la nuit un peu de délire ;
elle a craché une matière rougeâtre, liée, épaisse, comme
fibrineuse ; et mêlée de stries de sang. La respiration est

un peu meilleure. (On continue la potion dans la journée ; le soir, on la suspend.)

5ᵉ jour. La malade a déliré encore dans la nuit ; le pouls est moins fréquent, la peau chaude et âcre. Elle se plaint de l'épigastre ; les tisanes l'*affadissent*, dit-elle ; la langue est toujours sèche au milieu ; elle éprouve des ardeurs dans la poitrine. *(Infusion de 20 grains ipécacuanha en 6 onces d'eau bouillante, édulcorée avec le sirop de Maloët*, par cuillerées, *alternées avec des bols camphrés et nitrés* de 2 en 2 heures.

6ᵉ jour. La nuit a été meilleure ; la langue est toujours sèche. La respiration devient peu à peu normale *(Mêmes prescriptions.)*

7ᵉ jour. La langue s'humecte ; il y survient des aphthes, ainsi qu'à la gorge.

8ᵉ jour. Eruption de quelques gros boutons à la face et sur la poitrine, analogues à ceux de la variole ; la malade sent son estomac défaillant et demande à manger. *(Chocolat et biscuit, vin, julep avec 5 gouttes de laudanum, le soir.)*

Les jours suivants, on continue le régime analeptique ; la malade se rétablit lentement. Il vient de nouveaux furoncles ; elle sort guérie dans les premiers jours de mai.

HUITIÈME OBSERVATION.

Fluxion de poitrine, avec des symptômes ataxo-adynamiques ; hémorrhagies excessives ; érysipèle à la face ; huit jours de maladie : autopsie.

B***, âgé de 19 ans, de l'Aveyron, journalier, de constitution délicate, habituellement pâle, entre à l'hôpital le 18 avril. La veille, sans cause connue, il avait éprouvé des frissons, puis une vive douleur au côté droit. (On le saigne dans la nuit.)

3e jour. Ce malade est dans une agitation extraordinaire; sa tête est renversée en arrière, son nez glacé, sa respiration haletante; on entend vers l'aisselle droite un râle dur, sifflant, stertoreux; le pouls est petit, vite, fréquent. (20 *sangsues* sur le point douloureux, *cataplasmes sinapisés* aux pieds.)

Le soir, chaleur sèche à la peau, moiteur à la face, léger délire. (*Cataplasmes sinapisés* renouvelés.)

4e jour. Le pouls est vite, convulsif; le malade a des vomissements glaireux, des selles claires; on entend divers râles dans la poitrine, qui se dilate en désordre. Le malade paraît frappé d'épouvante. (*Cataplasmes sinapisés* aux cuisses; *lavement émollient.*)

5e jour. Il est un peu soulagé, se plaint moins du côté, rend quelques crachats épais. (*Vésicatoire au bras*, *cataplasmes sinapisés aux pieds.* Des camarades qui viennent le voir, lui font boire beaucoup d'eau sucrée froide.)

6e jour. Dans la nuit, il a rendu par la bouche beaucoup de sang peu consistant.

7e jour. Il a, dans la nuit, beaucoup saigné du nez, il saigne encore ce matin. Le soir, la tête semble plus dégagée. (*Décoction de ratanhia.*)

8e jour. L'hémorrhagie continue par la bouche. Le malade a les yeux injectés et inquiets. Le pouls est toujours fréquent et rebondissant. (Même décoction.)

9e jour. Il se forme un érysipèle à la face; les pommettes sont luisantes et livides, les yeux purulents et les paupières agglutinées par du sang desséché. Il y a de grandes ampoules vers la lèvre supérieure.

Le soir, l'inquiétude devient extrême, la respiration s'embarrasse de plus en plus. A 6 heures, râle de l'agonie; il meurt à 11 heures de la nuit.

Autopsie. Dans le côté gauche de la poitrine, en haut, il y a d'anciennes adhérences. A droite, on trouve des adhérences récentes, entre la plèvre pulmonaire et la plèvre costale, avec un peu de liquide séro-purulent, et un épanchement de même nature entre la plèvre et le péricarde. Le poumon droit offre de l'hépatisation rouge et grise; le gauche est seulement un peu engoué en arrière, il crépite presque partout; la membrane muqueuse bronchique est fortement injectée.

NEUVIÈME OBSERVATION.

Fluxion de poitrine catarrhale, gastrique; abus d'aliments; congestion vers la tête : neuf jours de maladie; autopsie.

S..., balayeur de rues, âgé de 48 ans, est de constitution presque athlétique. Il a eu une fluxion de poitrine du côté gauche, au printemps dernier; il n'est d'ailleurs jamais malade.

Le 16 avril, ayant chaud, il a bu de l'eau très-froide à jeun. Il a senti bientôt des frissons dans tout le corps et un mal de tête intense; il s'est mis au lit et à la diète, il a sué sans éprouver d'amélioration. Un point douloureux s'est établi peu à peu au côté droit, et, comme les symptômes s'aggravaient, il est entré à l'hôpital aujourd'hui 19 avril (4e jour de sa maladie). Avant d'entrer, il a pris du café.

La face est rouge, la tête lourde, il y sent des élancements qui s'étendent à toute la base du front jusqu'aux oreilles. La langue est humectée, la bouche amère, la peau sèche et brûlante ; le pouls vite, dur, fréquent. Une douleur interne, gravative, au niveau du téton droit, lui rend la respiration très-pénible. Il y a un peu de toux brève, rauque ; l'expectoration est légère et d'un jaune clair. La respiration ne s'entend pas du côté droit. *(Saignée de 10 onces du bras droit, tisane d'orge sucrée chaude.)*

Le sang offre une couenne transparente, comme de la gelée.

5e jour. La tête et la poitrine sont plus dégagées. Il y a de la sonoréité au-dessus du téton droit, de la matité et du râle crépitant au-dessous. La peau est mouillée de sueur, le pouls onduleux ; la langue présente un enduit légèrement jaunâtre. Pas de crachats ; une selle. *(20 sangsues sur le point douloureux, cataplasme émollient après.)*

6e jour. La douleur du côté a cessé, mais il se plaint vivement de l'épaule droite. Il tousse beaucoup et ne crache pas. La peau est chaude et sèche, le pouls fréquent, les urines rouges, sans sédiment. La langue est un peu jaune ; le malade se sent extrêmement fatigué. On entend en arrière, le long des angles costaux et du bord interne de l'omoplate, du râle fortement ronflant. *(Vésicatoire au bras droit ; infusion de 20 grains ipécacuanha, par cuillerées de 2 en 2 heures.)*

7e jour. Il ne sent plus de douleur au côté ni à l'épaule ; la langue se dessèche et se crevasse ; il y a une expuition séreuse abondante (qui lui semble, dit-il, venir de l'estomac). La respiration est très-courte ; il n'y a plus de toux ; le moral du malade est très-abattu, il demande à manger avec instance. *(Bouillon, infusion d'ipécacuanha continuée.)*

8ᵉ jour. Le malade est plus calme, les crachats deviennent plus visqueux. On entend divers râles à droite ; la respiration à gauche est très-exagérée. *(Infusion d'ipécacuanha continuée, vésicatoire camphré au bras gauche.)*

(Au rapport des voisins, sa femme, qui est venue le voir dans la journée, lui a donné des aliments.)

9ᵉ jour. Toute la nuit, S.... a eu un délire violent ; il s'indigne qu'on lui ait mis la chemise de force. La langue est fuligineuse, la peau chaude et sèche, le pouls de plus en plus petit et mou. *Il ne souffre, dit-il, de rien.* *(Crèmes de riz ; infusion d'ipécacuanha édulcorée avec le sirop pectoral de Maloët ; vésicatoires à la partie interne, inférieure des cuisses.)*

Il meurt à 2 heures de l'après-midi.

Autopsie. Tête. A la face supérieure du cerveau, sous les méninges, on trouve beaucoup de sérosité sanguinolente, surtout à droite ; la substance cérébrale offre un peu de pointillé rouge. Les ventricules latéraux contiennent quelques gouttes de sérosité. Rien de notable à la base.

Poitrine. A gauche, il y a de vieilles adhérences entre les côtes et la plèvre pulmonaire, qui est épaissie (par suite sans doute de la fluxion de poitrine antérieure). A droite, tout le tissu pulmonaire est rouge, hépatisé, friable ; il y a de l'hépatisation grise, à la base principalement. La membrane muqueuse bronchique est un peu injectée en rouge. Le poumon gauche est un peu engoué en arrière, mais crépitant partout.

Le cœur n'offre rien de notable.

Abdomen. L'estomac est gorgé de liquides avalés. L'intestin contient des matières jaunâtres, d'aspect écumeux ; il n'y a aucune altération de tissu.

La rate est très-petite.

Le foie présente, à droite, un kyste comme un petit œuf, à parois épaisses, jaunâtres, prolongeant au loin ses racines dans le tissu hépatique, et contenant quatre à cinq hydatides.

DIXIÈME OBSERVATION.

Fluxion de poitrine, avec des symptômes de choléra très-aigu. Mort quelques heures après l'entrée à l'hôpital ; autopsie.

Renières, acrobate, est malade depuis deux jours. Le 1er avril au soir, il est porté à l'hôpital : la face est à la fois jaune et bleuâtre ; les membres sont tremblants et à demi glacés, les ongles cyanosés ; il se plaint de crampes affreuses et se tord dans son lit, au milieu d'une terreur extrême. Il peut à peine parler ; il accuse une vive douleur au côté droit de la poitrine ; il a des tranchées avec dévoiement. La respiration est de plus en plus oppressée, le pouls imperceptible. (On prescrit 25 *sangsues* sur le point douloureux ; *des sinapismes* promenés sur les extrémités inférieures ; *des frictions avec un liniment camphré ; une potion avec 6 grains de musc, 4 grains de camphre.)*

Il meurt à onze heures de la nuit.

L'autopsie a été remarquable par le peu d'altération

dans les tissus. Le lobe moyen du poumon droit était engoué de sang, avec un peu d'hépatisation grise : la vésicule du fiel était remplie de bile claire ; quelques parties de l'intestin offraient une teinte violacée.

ONZIÈME OBSERVATION.

Fluxion de poitrine inflammatoire, bilieuse; symptômes cholériques. Mort après neuf jours de maladie; autopsie.

Pl......, âgé de 22 ans, soldat au 3e du Génie, de tempérament bilieux sanguin, bien constitué, n'a jamais eu que quelques catarrhes et des coliques l'an dernier.

Le 30 mars, pendant l'exercice, il est saisi de frissons et de vertiges, et tombe dans les rangs. On le porte à son lit : les frissons sont suivis de chaleur, soif, mal de gorge, céphalalgie intense. Une douleur se fixe ensuite vers la mamelle droite.

Le lendemain, il rend quelques bouchées de bile et a des selles abondantes.

Le 3e jour, à son entrée à l'hôpital, la face est d'un rouge brun, la sclérotique un peu jaune, la langue d'un blanc également jaunâtre, la bouche amère, avec envies de vomir; la respiration est gênée, courte, les crachats rouillés. On entend un peu de râle crépitant dans toute la base du poumon droit ; le pouls est fréquent, dur; la peau chaude et sèche. Le malade s'agite beaucoup. *(Diète, saignée de 10 onces du bras droit.)*

4e jour. La céphalalgie a diminué; la douleur persiste au côté : crachats rouillés; envies de vomir. (25 *sangsues* sur le point douloureux; *catapl. laudanisé* après ; *tisane d'orge sucrée chaude.)*

5e jour. La douleur de côté a cessé, la respiration est plus facile, la toux légère, avec un peu d'expectoration. Il y a de la matité vers le mamelon droit, jusqu'à l'omoplate. La bouche est amère, les urines laiteuses, la diarrhée continue. *(Crêmes de riz, tisane d'orge sucrée chaude; cataplasme émollient laudanisé sur le point douloureux.)*

6e jour. Profond sentiment de lassitude; pouls fréquent, peau toujours chaude et sèche; nulle douleur dans la poitrine. *(Bouillon, tisane d'orge sucrée chaude; looch le soir.)*

7e jour. Le malade sue abondamment toute la nuit; sa langue est plus sèche qu'hier, la tête lourde, le pouls fréquent, la peau fraîche, les urines d'un rouge-brun; il accuse une vive sensation de froid, et demande instamment à manger. *(Bouillon, tisane d'orge sucrée chaude.)*

Le soir, il s'agite, veut se lever, se plaint de crampes très-douloureuses dans les jambes, comme si, dit-il, on les lui tordait.

8e jour. Agitation et délire toute la nuit : le nez et les extrémités sont glacées; les yeux enfoncés, hagards; la poitrine et les membres cyanosés; la respiration courte, l'haleine froide, le pouls petit; il n'y a plus ni toux, ni expectoration. *(Diète, tis. de riz gommée; potion avec 3 décigr. sous-acétate d'ammoniaque; vésicatoire à chaque bras; 3 ventouses sèches à l'épigastre, demi-lavement amilacé.)*

Le soir, à deux heures, le malade cherche à se lever plusieurs fois; le pouls est filiforme. *(Potion avec 4 grains musc, 6 grains camphre, 3 onces eau de cerises noires et de fleurs d'oranger édulcorée*, par cuillerées , de deux en deux heures.)

Il meurt à sept heures et demie.

Autopsie. Le corps est tout cyanosé.

Tête. Les vaisseaux des méninges sont remplis de sang , la substance cérébrale en est un peu pointillée.

Poitrine. Sang noir et liquide dans le ventricule gauche du cœur ; caillots fibrineux dans le ventricule droit ; poumon gauche fortement engoué de sang. Le lobe moyen du poumon droit adhère à la plèvre par des pseudo-membranes très-minces ; ce lobe seul présente de l'hépatisation rouge et grise. La muqueuse bronchique est injectée.

Abdomen. Le foie et la rate sont gorgés d'un sang épaissi ; l'estomac et le duodénum n'offrent rien de particulier. Dans l'iléon , quelques parties de la membrane muqueuse sont injectées ; on y remarque quelques plaques et des follicules saillants , mais sans érosion. Le gros intestin , particulièrement vers le cœcum , offre une teinte violacée et quelques follicules disséminés , comme dans l'iléon.

COMPTE-RENDU

des OBSERVATIONS recueillies à la Clinique médicale de l'Hôpital
Saint-Éloi de Montpellier.

(Service de MM. les Professeurs BROUSSONNET et CAÏZERGUES.)
(Mois de juin , juillet , août et septembre 1843.)

---

*Rapport entre la constitution atmosphérique et la consti-
tution médicale pendant ces quatre mois.*

On a dit combien l'état de l'air a été variable au
commencement du printemps. Avec la nouvelle lune du
29 mai, le beau temps a pris un caractère fixe ; il s'est
continué sous les deux périodes lunaires qui ont suivi ;
c'est à peine si quelques légères pluies d'orage et quelques nuits brumeuses ont interrompu la série des beaux
jours. Cependant les chaleurs de l'été n'ont pas été bien
fortes ; chaque nuit , les vents du nord-ouest rafraîchis-
saient l'atmosphère, au point que les produits de la
végétation ont éprouvé un retard sensible.

C'est seulement avec la nouvelle lune du 25 août,
que les chaleurs ont acquis une intensité croissante et
inattendue. Vers le 6 septembre , le ciel est devenu
brumeux ; des pluies orageuses très-abondantes, poussées
par les vents du sud-est , ont amené quelques inondations

dans des localités voisines; ces pluies ont duré pendant toute la seconde moitié de cette période lunaire.

Cette constitution atmosphérique a mis entre les affections de l'été et celles du printemps une opposition très-marquée. On a vu combien, dans cette dernière saison, l'action de l'air porte spécialement sur les organes de la respiration, et presque point sur les fonctions digestives. Il semble, au contraire, que les chaleurs de l'été, appelant sur la peau les forces et l'activité vitale, débilitent d'autant l'appareil intestinal et gastrique, et le disposent au spasme, à l'irritation.

Sur 430 sujets environ qui ont été en observation dans les salles de la clinique médicale, c'est à peine s'il y a eu quelques cas de pleurodynies, d'angines ou de catarrhes pulmonaires aigus. Les deux tiers environ de ces malades étaient atteints de dysenteries, de diarrhées et d'affections gastriques, ou bien de fièvres intermittentes ou rémittentes.

C'est principalement sur les jeunes soldats de la garnison, de 21 à 23 ans, que la constitution médicale s'est bien dessinée. L'influence d'un climat plus chaud; de longues manœuvres militaires au soleil; le froid dans les factions de nuit; les travaux dans les souterrains, pour les soldats du Génie; des imprudences dans l'usage des bains de rivière; des boissons froides, des fruits encore verts : telles sont les principales causes provocatrices que l'on a dû accuser.

Il est entré aussi à l'hôpital beaucoup de soldats évacués d'Afrique; la plupart atteints de diarrhée chronique, à la suite de fièvres intermittentes ou de dysenterie. Quelques-uns, véritables spectres, que l'on n'a pu sauver, ont offert, à l'autopsie, les lésions les plus graves vers la fin du tube digestif. Les parois du gros intestin étaient considérablement épaissies ; la face interne, presque entièrement ulcérée, ramollie, gangréneuse, creusée de sillons, marbrée de noir et exhalant l'odeur la plus infecte.

Malgré la quantité des malades, on peut dire que la constitution médicale de cet été a été très-saine. A l'exception d'un certain nombre de cas graves que nous allons signaler, les malades, sous les effets d'une médication convenable, entraient vite en convalescence. Parmi ce grand nombre de maladies aiguës, six ou sept sujets seulement ont succombé, pendant ces quatre mois.

C'est vers la fin d'août, sous l'influence accablante de la chaleur, que le nombre des malades s'est accru d'une manière rapide; la constitution médicale prenait un caractère de plus en plus inquiétant. Les pluies de septembre ont un peu éteint cette disposition à des affections aiguës de mauvaise nature. En même temps, ces pluies portaient le dernier coup aux malades atteints de diarrhées africaines.

———

Considérations sur quelques fièvres graves qui s'offrent spécialement en été.

Il existe un genre de fièvres qui inspirent toujours aux praticiens les plus vives craintes. Les causes en sont obscures, les signes peu constants, la marche incertaine, le pronostic difficile et la théorie très-diverse.

Leur traitement diffère beaucoup, selon l'idée que l'on se fait de leur nature; leurs dénominations même

ont un caractère vague, puisqu'elles ne sont ni com-
prises ni définies de la même manière par tous les médecins.

On appelle ces fièvres *typhoïdes*, *nerveuses*, *muqueuses*, *putrides*, *malignes*, *ataxiques*, *adynamiques*; et encore, *adéno-méningées*, *gastro-entérite*,
dothinentérite, etc.

Des dénominations aussi diverses font pressentir que
la plupart de ces cas ne sont point une affection simple;
et de là vient que tous les systèmes et toutes les sectes
trouvent des armes dans ces sortes de fièvres.

En effet, selon que les mouvements fluxionnaires se
portent sur tel ou tel point, les *solidistes* rencontrent
des lésions de tissus, tantôt dans l'un, tantôt dans
l'autre organe; les *humoristes* découvrent des altérations
dans le sang, dans la bile, dans les excrétions et la
transpiration. Ceux qui rapportent toutes les maladies à
un trouble de l'innervation, trouvent ici ce trouble porté
à son plus haut degré. Les *localisateurs* voient souvent
affectés et la tête, et la poitrine, et le bas-ventre, et
la peau, et les glandes.

Et cependant, un malade qui a une inflammation des
méninges, ou du poumon, ou des intestins, n'a pas
pour cela ce qu'on appelle, par exemple, une *fièvre
maligne*. Il y a dans celle-ci quelque chose de plus. Il
semble, dit Bordeu, que cette maladie soit une réunion
de maladies particulières qui ont miné les divers organes,
sourdement et de longue main. Long-temps, ces attaques
partielles trouvent dans la force d'une bonne constitution
une résistance qui donne une apparence de santé cons-
tante; mais tout-à-coup le mal éclate, et la constitution

ruinée en détail tombe dans un état de prostration, d'où il est difficile de la relever.

C'est le cas de rappeler ce que dit M. le professeur Lordat, pour faire entendre comment le dynamisme conçoit en général les affections morbides. Il le compare à ces hommes patients qui ont long-temps souffert de nombreuses injures, sans manifester aucun ressentiment; mais enfin une nouvelle et légère provocation suffit pour combler la mesure, et détermine une réaction soudaine, inattendue et souvent terrible.

Au lieu de ces considérations pratiques, certains médecins ont voulu trouver dans tous ces cas un même fond, une fièvre identique; et chaque jour encore ils prétendent établir le caractère spécial de cette entité vague, qu'ils ont généralisée sous le nom de *typhoïde*.

Il y en a qui en voient le signe pathognomonique dans un seul symptôme, dans une tache, un bouton, une pétéchie de la peau, ou dans un crypte des intestins. Ils font, à peu près, comme des botanistes, qui, au lieu de classer les plantes d'après un ensemble de caractères importants, les classeraient d'après quelque épine accidentelle ou quelque piqûre d'insecte. Et comme ce signe n'est qu'un accessoire, un épiphénomène qui manque souvent dans les plus graves de ces fièvres, et qui existe dans des cas insignifiants, ils tournent dans un cercle singulier. Toute maladie qui offre ce petit signe, ils l'appellent *typhoïde*; et quand on leur oppose un véritable *typhus* qui ne le présente point, ils disent que probablement cette maladie n'était point une *fièvre typhoïde*. Il arrive donc qu'ils attachent un caractère alarmant à des maladies sans gravité, et qu'ils ne voient pas de gravité dans des fièvres très-dangereuses.

Sans doute, ils sont libres d'appeler *typhoïde* ce qu'ils voudront. Mais à quoi bon un mode de classification qui n'a aucune utilité pratique, puisque, confondant tout dans une entité commune, elle ne donne aucune indication réelle?

Ce n'est point une entité pareille, la même partout, marquée par de vains caractères, qu'il faut chercher chez un malade. Un seul symptôme ne suffit point pour caractériser une maladie : on doit s'attacher à un ensemble de symptômes importants, à un type qui soit l'expression des lois pathologiques, et qui indique un plan de traitement, non d'après des hypothèses plus ou moins ingénieuses, mais d'après l'empirisme raisonné des praticiens.

Or, à ce point de vue, disons un mot des divers états que l'on peut distinguer dans la plupart des fièvres désignées ci-dessus.

I.

Il y a un état morbide caractérisé par les symptômes suivants :

Les malades regardent fixement, d'un air étonné ; ils semblent être dans un état d'*hébétude* ou d'ivresse tranquille ; tous les sens participent à cet état. Le goût et l'odorat ont disparu ; les yeux voient trouble ou ne distinguent qu'à une petite portée ; il y a une légère surdité. On dirait les malades absorbés par une forte préoccupation mentale. On reconnaît bientôt le vide de leurs idées ; ils ne comprennent pas bien ce qu'on leur dit ; ils y répondent d'une manière courte, sans suite ou à contre-sens.

Ils assurent qu'ils ne souffrent de rien, ou bien ils indiquent une légère douleur de tête, souvent vers l'occiput. Leur figure n'est pas très-altérée, il y règne seulement un grand air de tristesse. Le pouls est quelquefois calme ; souvent il est redoublant, comme si chaque pulsation se coupait en deux, ou comme si chaque deux pulsations étaient liées l'une à l'autre. C'est le pouls qui, selon Bordeu, annonce en général une fluxion vers le haut ; mais il est mou, vide, et privé de cette force expansive et onduleuse qui indique les hémorrhagies ou les sueurs critiques. Le malade a la langue sèche ; il n'éprouve pour les aliments ni envie ni grand dégoût ; il est dans l'accablement. Les fonctions nerveuses semblent frappées de spasme et de paralysie, et pour ainsi dire lésées et empoisonnées dans leur essence. On dirait que le sujet a été frappé à la tête par un corps lourd et mou qui l'a stupéfié par commotion, sans fracture ni effusion de sang : voilà l'*état typhoïde*.

Cet état ne reste pas long-temps à ce degré de simplicité. Le sujet peut périr en peu de temps, et alors il n'y a pas ordinairement d'altération organique grave. *Le cerveau seulement est d'une consistance et d'une sécheresse remarquables.*

Souvent, sous l'influence d'une médication heureuse, le malade revient assez promptement à la santé ; quelquefois, même sans médicaments, le sommeil, des sueurs générales, une éruption, une hémorrhagie nasale opèrent la crise.

Mais plus souvent encore cet état n'est qu'un début, ou une suite, ou un élément d'une maladie plus complexe.

ii ri ihi r, i j, i ,,,i r, ,i r i h ,i i ,,, ,i ,i , ,i i , r ,,, , i r ,, , ,i , ,i , r ,i , i

II.

Souvent associé au précédent, l'*état nerveux* ou *ataxique* se manifeste par le manque d'ordre dans les symptômes, dans le siége, dans la marche de la maladie.

Les malades disent qu'ils se trouvent très-bien, tandis qu'ils sont dans le plus grand danger. Quelquefois ils se lèvent, causent et rient; ils montrent de la ruse, une certaine vigueur intellectuelle ou physique; puis ils tombent dans un abattement profond et ne peuvent pas même répondre un mot : on croirait qu'ils simulent leur mal.

Ils demandent à manger avec instance, et quelquefois ils ne peuvent avaler la moindre boisson. Une ou plusieurs fonctions (circulation, respiration) semblent se faire d'une manière normale, tandis que les autres sont gravement atteintes. Les efforts critiques ne sont pas partagés par tout le système. Des sueurs inondent la face, pendant que le reste du corps est sec; quelquefois c'est un côté seulement qui est humide ou paralysé.

On dirait qu'il y a rupture du *nexus* ou de l'*unité vitale*, et que chaque organe a sa vie à part. Dans cette espèce d'anarchie dynamique, telle fonction est déjà morte et abolie, pendant que telle autre se fait encore. S'il y a des éruptions ou des hémorrhagies, elles ne sont pas critiques, et ne procurent qu'un soulagement perfide et momentané.

Des mouvements nerveux apparaissent; il y a du tremblement dans les membres, des sursauts de tout le corps, du frémissement dans les tissus, des soubresauts dans les tendons. Sur les parties latérales du cou , on voit un signe très-fâcheux ; c'est un mouvement convulsif qui agite le tissu cellulaire , et qui ne tient point au battement des carotides et en est tout-à-fait indépendant , n'étant pas même isochrone avec lui.

La peau partage cet état de spasme et de constriction; elle manque de cette chaleur douce et halitueuse qui est de si bon augure. Tantôt elle est froide , privée de vie , et ressemble à une membrane morte , à une espèce de basane fine et sèche ; elle devient terreuse, et son épiderme se détache, comme si un principe caustique en avait détruit l'adhérence. Tantôt la chaleur en est âcre , mordicante. La main qui vient de l'explorer éprouve pendant quelque temps une espèce de fourmillement électrique , un engourdissement paralytique. Il semble que le malade , qui manque de force innervante , nous ait soutiré une partie de la nôtre pour se l'approprier.

On voit à la face, à la poitrine, sur le bas-ventre, des *sudamina* , des points érysipélateux , des espèces d'anthrax. Souvent la peau se gangrène et se couvre d'escharres qui vont toujours s'étendant ; ce qui arrive surtout dans les points sur lesquels se fait le décubitus.

La langue, restée quelque temps à l'état normal, devient fuligineuse. Il survient du coma , du délire , et quelquefois le malade meurt en chantant.

Souvent, un peu avant la mort, il y a une détente générale , une amélioration apparente , dernier signe de la complète résolution de toutes les forces organiques.

Dans ces derniers moments , la nature tente encore d'inutiles essais de crises, annoncées ordinairement par le pouls *myurus*, c'est-à-dire, par une série de pulsations dans lesquelles un grand effort du cœur est suivi d'une série d'autres qui vont en décroissant; elles se relèvent ainsi plusieurs fois et s'éteignent peu à peu. C'est alors que l'on trouve à l'autopsie des hémorrhagies internes, des épanchements de sang, des congestions, de prétendues hépatisations, des ecchymoses dans les membranes, que des anatomistes prennent pour une lésion ou inflammation primitive, cause de la maladie, et qui ne sont qu'un phénomène ultérieur, dernier effort de la vie dans un corps qui passe à l'état de cadavre.

A divers moments on a pu croire le malade guéri, tant le mieux semblait manifeste. Bien plus, nous avons vu un malade qui avait un pouls débile et précipité, avec beaucoup de soubresauts des tendons; il s'est levé, s'est obstiné à se dire guéri, et n'a éprouvé en effet aucun accident.

Le nom de *fièvre maligne*, que les anciens donnaient à cet état morbide, en raison de son caractère insidieux, était-il donc si mal choisi?

III.

L'état *adynamique* (putride), qui consiste dans l'épuisement des *forces radicales* de l'économie, est un état en quelque sorte négatif de toute réaction.

Les malades éprouvent une lassitude générale qui les empêche de se tenir debout. L'atonie des muscles extenseurs fait que le corps descend vers les pieds du lit.

Il n'y a ni crises ni violents efforts, les malades se consument lentement; leurs yeux sont tristes, leur physionomie languissante et sans vivacité; ils ont une fièvre habituelle avec une chaleur âcre à la peau; le pouls est assez fréquent et dilaté ; mais quand on le presse, on sent que l'artère est vide et sans résistance.

Les narines sont pulvérulentes ; la langue tend ordinairement à la sécheresse ; souvent un enduit noir qui la recouvre, ainsi que les lèvres, les dents et les gencives, indique la tendance de la nature à produire des exsudations hémorrhagiques incomplètes ou trop peu actives, et en même temps la facile décomposition du fluide sanguin.

Le malade use peu à peu ce qui lui reste de vie, à moins qu'une médication heureuse n'entretienne les forces et ne ranime le feu vital qui s'éteint.

Souvent avant la mort, il se fait une sorte de suffusion hémorrhagique par les yeux, le nez, les oreilles. Le sujet accuse de vives douleurs aux hypochondres ; il y a des vomissements de sang noir, dissous et très-liquide (*atrabile* des anciens), et des pertes alvines de même nature.

A l'autopsie, nous avons trouvé, dans un cas (récent), les parois du duodénum et ses villosités gorgées de sang noir. Cette partie de l'intestin ressemblait à un gros boudin ; le sang s'était infiltré dans le tissu cellulaire sous-muqueux ; et extravasé, d'une part, à travers la membrane muqueuse dans l'intérieur du tube digestif, et, d'autre part, à travers la tunique péritonéale, il s'était épanché dans la cavité séreuse.

On comprend que de tels désordres supposent une singulière résolution, tant dans les forces toniques des tissus par où s'est faite la fluxion, que dans le fluide qui s'y répand.

IV.

Enfin, il existe un autre état morbide, qui, de même que les précédents, reconnaît pour causes prédisposantes des émotions morales, tristes et longues, un travail excessif et prolongé, des privations continuelles, un épuisement des forces nerveuses.

Les malades conservent assez bien l'usage de leurs fonctions intellectuelles, mais le ton général est affaibli ; ils éprouvent une langueur universelle. La face est pâle ; ou si les pommettes sont rouges, elles contrastent avec le teint blême des parties voisines.

Les fonctions digestives sont particulièrement affaiblies ; aucun aliment ne plaît au malade.

La langue est humide, pointillée, ou couverte d'un enduit épais, blanc, crevassé ; plus tard, elle se fendille ou se dessèche ; elle devient sale, comme stercoreuse ; elle se couvre d'aphthes, ainsi que les gencives, le palais et la gorge. Il y a des nausées, une haleine fétide, des rapports acides et quelquefois des vers rendus. Le ventre est tantôt sujet à des déjections glaireuses, abondantes, tantôt constipé, ballonné, tendu ; il se météorise. De vagues douleurs abdominales, qui sont perçues même pendant le sommeil, déterminent le malade à tenir ses jambes écartées. C'est un bon signe quand il les rapproche.

La chaleur est âcre, le pouls fréquent ou même languissant et mou. Les réactions sont faibles, les crises incomplètes. Le malade se relève un peu et retombe bientôt.

Après le bas-ventre, la poitrine s'embarrasse, puis la tête, et le malade succombe.

Dans des circonstances plus heureuses, la convalescence est lente, les rechutes sont à craindre.

Il y a un embonpoint apparent qui n'est que de la bouffissure; c'est un signe meilleur quand la figure est amaigrie et en rapport avec la faiblesse.

Souvent il se forme des abcès chez les uns; chez les autres, des épanchements séreux ou puriformes qui s'écoulent par les oreilles ou les yeux, s'amassent dans les cavités où fusent et s'infiltrent dans le tissu cellulaire. Ce tissu, privé de force tonique, est flasque, œdémateux.

Ordinairement il y a des exacerbations dans la nuit.

Voilà l'*état muqueux*.

Cet état se développe spécialement sous l'influence d'une constitution médicale *catarrhale*, *humide*, *débilitante*, et presque jamais sous une constitution franchement *inflammatoire*.

A l'autopsie, outre les épanchements séreux, les infiltrations et collections purulentes que nous avons signalées, on trouve souvent dans les intestins des altérations analogues aux aphthes et aux ulcérations que présentait quelquefois la bouche pendant la maladie. On voit la membrane muqueuse parsemée de plaques corrodées, ulcérées, offrant un bourrelet circulaire, boursoufflé, quelquefois noir et d'aspect gangréneux. Il semble que l'affection ait porté d'une manière spéciale sur les glandules et les cryptes sécréteurs des voies digestives, et produit une sorte de miliaire ou de petite-vérole des intestins. Tantôt les boutons sont petits et disséminés, marqués d'un point noir central, puis d'une auréole blanchâtre, elle-même entourée d'une ligne noire, le tout ramolli et facile à détacher; tantôt ces boutons sont confluents, et forment des plaques étendues, rondes ou ovales.

Ces plaques sont quelquefois à peine visibles à l'œil par une foule de points noirs, comme ceux d'une barbe noire qu'on vient de raser; d'autres fois l'érosion va jusqu'au péritoine ou même perfore l'intestin. Nous avons vu un cas dans lequel les plaques ressemblaient à de larges excroissances verruqueuses fort épaisses; le tissu en était assez dur et offrait un lacis de vaisseaux sanguins. C'est toujours vers la fin de l'intestin grêle que se rencontrent ces sortes de lésions. Il paraît que la portion supérieure et villeuse ne s'altère qu'en dernier lieu; car, s'il y a des plaques, elles sont beaucoup plus superficielles.

Bien souvent on ne trouve dans le tube intestinal que des altérations de ce genre extrêmement légères et qui semblaient être à leur début. C'est une preuve que ces lésions de tissu sont un phénomène consécutif, et non la cause de l'affection qui a donné la mort (1).

Nous venons de retracer, d'après l'observation clinique ordinaire, les principaux traits de certaines fièvres que l'on confond trop souvent toutes sous un nom commun. Chacun de ces divers états est une source d'indications thérapeutiques.

---

(1) M. le professeur Caizergues a constaté depuis longtemps, par de nombreuses autopsies, que ces fièvres existent souvent sans la moindre lésion dans le tube digestif. (*Voir* les Ephémérides médicales de Montpellier.)

Cependant il ne faudrait pas croire que les caractères soient aussi tranchés au lit du malade que dans les descriptions. Souvent ces états se fondent entre eux; ils succèdent l'un à l'autre, ou s'associent à quelque autre affection. Il en est des malades comme de la figure humaine; chaque homme en a une qui lui est propre, et dont tout autre portrait que le sien donnerait une idée fausse. Mais il faut se rattacher à des types généraux, à un certain ensemble de symptômes, afin de mieux pénétrer dans l'étude des lois vitales, et de former un plan de traitement rationnel.

Maintenant, disons quels moyens thérapeutiques ont été opposés à ces fièvres de l'été.

Au début de la maladie, quand le sujet était jeune et vigoureux; quand le pouls était dur et fréquent; quand l'aspect animé de la face, l'injection des yeux, la céphalalgie annonçaient un mouvement fluxionnaire vers la tête, on a prescrit une saignée de 6 à 12 onces, que l'on répétait au besoin quelques heures après; ou bien que l'on faisait suivre de l'application réitérée de sangsues à l'épigastre *(point de départ de la fluxion)*. On ajoutait, comme légers moyens de révulsion, des cataplasmes émollients et sinapisés aux membres inférieurs.

Lorsque, en outre, le malade éprouvait des symptômes gastriques ou bilieux; qu'il avait la bouche amère, la langue sale, l'haleine mauvaise, des nausées, des vertiges, ou, comme dirait Hippocrate, une turgescence gastrique avec mouvement fluxionnaire vers le haut, on a prescrit un émétique (1 à 2 grains de tartre stibié divisés en 4 ou 6 doses, 20 à 25 grains d'ipécacuanha en poudre, par prises de 5 grains chacune), à prendre aussitôt après la saignée, ou quelquefois le lendemain.

A la faveur de la détente produite par l'émission sanguine, l'émétique provoque une évacuation qui dégorge les voies gastriques et leurs organes excréteurs. En même temps, il détermine une secousse générale, qui détourne des intestins les mouvements fluxionnaires, et les porte vers le haut et vers la périphérie. Ce qui a conduit M. le professeur Broussonnet à administrer ainsi l'émétique immédiatement après la saignée, c'est qu'il a observé des malades chez lesquels, dès que le sang coulait de la veine, il se faisait un vomissement naturel et favorable (1). On conçoit qu'administré dans des circonstances moins opportunes, l'émétique ajouterait à l'irritation.

Le soir, une potion calmante, selon la méthode de Sydenham, apaisait la surexcitation nerveuse, causée par la médication.

Il n'est pas douteux qu'un très-grand nombre de fièvres prétendues *typhoïdes* n'aient été arrêtées au début par cette thérapeutique active. On a pu en juger par les malades qui, offrant les mêmes symptômes, avaient d'abord négligé ces moyens, et entraient à l'hôpital dans une période plus avancée.

Les jours suivants, on a surveillé les malades.

Le plus souvent les symptômes se sont calmés, et la

_____

(1) Nous avons vu un cas dans lequel l'administration de 2 grains de tartre stibié a été suivie d'un sommeil de quatre heures, sans qu'il y ait eu de vomissement, mais seulement quelques selles.

santé a été bientôt rétablie. Souvent, quelques jours
après, quand l'enduit de la langue se détachait et qu'il y
avait des signes de turgescence vers le bas, on a prescrit un
léger purgatif qui, débarrassant l'intestin et y provoquant
des mouvements doux, le rend à ses fonctions normales.

Nous avons vu des diarrhées commençantes céder à
cette purgation.

Quand les évacuations alvines se faisaient sans douleur et qu'elles n'étaient pas trop fortes, elles ont été
respectées comme critiques, et traitées seulement par la
diète.

Mais s'il y avait des tranchées, des coliques aiguës; si
les déjections étaient considérables, on a donné la décoction blanche de Sydenham, l'infusion de cachou en poudre. On a prescrit des fomentations émollientes et des
embrocations huileuses sur l'abdomen, des lavements
avec la décoction de graine de lin et une tête de pavot,
ou bien avec des préparations opiacées, du sulfate de
quinine.

On a soutenu les forces avec quelques aliments, la purée de lentilles, le vin, le jaune d'œuf, le café. Malheu-
reusement les malades font des écarts de régime, soit
qu'ils déguisent leur état, soit qu'ils se procurent des
aliments en secret; de-là, la longueur de la maladie et
des rechutes funestes.

On a appliqué des sangsues sur le bas-ventre, quand
les douleurs étaient vives, continues, et les parois abdominales tendues, douloureuses à la pression, et que le
météorisme du ventre, la suppression des urines et des
selles, tenaient à la période inflammatoire et non à un état
adynamique.

La décoction de ratanhia a été employée avec succès contre quelques dysenteries ou diarrhées chroniques rebelles.

En général, on a considéré la diarrhée comme un symptôme résultant moins d'un état inflammatoire que d'une affection catarrhale des intestins, accompagnée de spasme, de ténesme et d'excrétions muqueuses abondantes.

Tient-elle toujours à une lésion organique?

Nous rappellerons le fait suivant. Chez un matelot norwégien, mort le 15 juin, après huit mois d'une diarrhée continuelle qu'il a été impossible d'arrêter, on s'attendait à rencontrer quelque grave et irrémédiable lésion dans les tissus. On a trouvé seulement le gros intestin un peu épaissi et contracté dans son calibre. (Quelle différence d'avec ceux qui sont morts de diarrhée d'Afrique!)

Tels sont les moyens dont on a usé dans les cas ordinaires.

Mais quelquefois les symptômes du bas-ventre n'étaient que l'effet d'une affection générale beaucoup plus fâcheuse; et le malade se trouvait dans quelqu'un des états indiqués plus haut. Quelle thérapeutique a-t-on employée dans ces cas?

Contre l'état typhoïde, on a prescrit les dérivatifs, (sangsues derrière les oreilles); les excitants diffusibles (camphre associé au nitre); les révulsifs (sinapismes aux coudes - pieds, vésicatoires aux bras, aux cuisses, aux mollets); dans quelques cas très - graves, on les a appliqués à la nuque, au vertex; on en a, pour ainsi dire, coiffé le malade.

Contre l'état ataxique porté à un haut degré, on a

donné le musc, le camphre ; on a calmé les vomissements et l'ardente soif des malades avec une forte limonade végétale ou minérale très-froide, de petits morceaux de glace à fondre dans la bouche, de légers aliments glacés.

Contre l'état adynamique, outre les moyens précédents, on a prescrit les toniques, le vin peu et souvent, la thériaque, les préparations de quinquina ; un régime fortifiant, des bouillons consommés, du chocolat, du biscuit, des crèmes de salep, de sagou, etc.

Contre l'état muqueux, on a administré quelquefois l'infusion d'ipécacuanha, le nitre, le calomel ; quelquefois aussi les amers, les vermifuges, les toniques.

On comprend que ces divers états se confondant souvent chez le même sujet, et variant suivant les progrès de la maladie, il est impossible de dire d'une manière absolue ce qui convient à l'un d'entre eux. C'est par la lecture des observations que l'on pourra mieux juger des vues thérapeutiques qui ont dirigé la médication.

Les sept observations qui suivent ont été prises dans le service de M. le professeur Broussonnet.

PREMIÈRE OBSERVATION. *(Salle Saint-Vincent, N° 29.)*

P***, âgé de 26 ans, cultivateur, le 24 juin, étant en sueur, est pris de mal de gorge et d'une telle lassitude qu'il est forcé de se coucher. Dans la nuit, sueur, insomnie ; frissons le lendemain, quand il veut se lever.

Le 26 juin, à son entrée, il offre les symptômes suivants : abattement, vertiges, pouls dur et fort, face animée, luisante ; bouche amère. (Saignée du bras de 8 onces, 1 grain tartre stibié en quatre doses *illicò.*) — Vomissement de matières verdâtres.

4e jour. Fatigue, céphalalgie, bouche mauvaise, point d'évacuations alvines ; le soir (2 grains de tartre stibié en quatre doses), nouveaux vomissements verdâtres.

5e jour. Mieux. (Bouillon, eau d'orge oxymellée.)

6e jour. Eruption aux cuisses de boutons nombreux ; moiteur à la peau, sommeil, désir de manger.

7e jour. Vive démangeaison aux boutons. (Rhubarbe et manne *illicò*, bouillon, pruneaux le soir.)

Trois jours après il sort guéri.

Dans ce cas, deux vomitifs ont été administrés coup sur coup ; ils avaient été précédés d'une saignée.

Combien les médecins qui redoutent tant la *gastrite* se seraient récriés contre une telle hardiesse ! M. le professeur Broussonnet a vu dans ces vertiges et cet aspect luisant de la face une tendance à l'érysipèle, un signe d'une affection qui avait peine à se maintenir au-dehors. Or, pour lui, l'érysipèle n'est jamais qu'un épi-phénomène, un symptôme d'un état général, mais un symptôme toujours suspect. Il craint peu les *gastrites*, mais beaucoup le caractère destructeur, errant et dangereux des fluxions érysipélateuses. Il a donc préalablement calmé l'état inflammatoire et l'orgasme du sang ; puis, au moyen d'un émétique répété, il a arrêté les tendances fâcheuses de la maladie, imprimé une secousse énergique dans les centres gastriques, et porté les mouvements vers la peau. L'amélioration immédiate du malade, la détente générale, manifestée par les sueurs et l'éruption cutanée subséquente, ont justifié les vues du professeur. Pour ramener les voies intestinales à leur ton naturel, il a ensuite administré un purgatif, sans aucune crainte de l'*entérite*, et le malade est sorti guéri trois jours après.

DEUXIÈME OBSERVATION. *(Salle Saint-Vincent, N° 42.)*

R***, âgé de 26 ans, travaillant près de la mer, est pris de maux d'estomac avec un sentiment de lassitude générale ; n'ayant pu se faire vomir en buvant de l'eau salée, il se traîne avec peine jusqu'à Montpellier, et entre à l'hôpital le deuxième jour de sa maladie.

Symptômes. Pouls dur, serré, fréquent, céphalalgie. (Saignée de 10 onces.)

3e jour. Douleur et pesanteur à l'épigastre, haleine fétide, bouche amère, langue brune, sale ; chaleur âcre, pouls fréquent. (Diète, 2 grains de tartre stibié en six doses *illicò*, eau de mauve et tilleul, julep avec 10 gouttes de laudanum, ce soir.)

Trois évacuations alvines ; pas de vomissements.

4e jour. Sommeil, langue jaune, fendillée ; épigastre moins douloureux. (Diète, tisane d'orge oxymellée ; infusion de 10 grains ipécacuanha, édulcorée, par cuillerées.) Le soir, pouls fréquent, céphalalgie, chaleur âcre, bouche très-amère. (10 sangsues à l'épigastre.)

5e jour. Inquiétude, tristesse, souffrance générale, pouls irrité, nerveux, sautillant, convulsif ; peau brûlante. (6 sangsues à l'épigastre ; infusion de 20 grains ipécacuanha, édulcorée, aromatisée ; eau d'orge sucrée ; diète.)

Quelques selles dans la journée.

6e jour. Tête engourdie, douloureuse ; langue sale ; bouche pâteuse, pouls plus calme. (Même infusion, crème de riz, purée aux lentilles.)

7e jour. Amélioration marquée, gorge seulement un peu douloureuse.

Les jours suivants l'appétit revient. Le malade sort guéri après onze jours de maladie.

On a ici répété plusieurs fois l'application des sangsues à l'épigastre. Certains médecins pourraient croire qu'on a voulu combattre la phlogose de l'estomac, et que c'est un emprunt fait au système de Broussais. Mais M. le professeur Broussonnet et les praticiens de Montpellier employaient cette méthode bien avant la publication des ouvrages du médecin de Paris; non pas que l'on croie à l'existence d'une gastrite que l'on doit attaquer par des émissions sanguines locales. Les sangsues ne tirent pas seulement du sang; elles ont un autre effet que ne suppléeraient point, par exemple, les ventouses scarifiées : la morsure de ces annélides a une action directe sur l'innervation. La soustraction du sang par les sangsues débilite beaucoup plus qu'une saignée par la lancette, qui en ôterait une égale quantité. Dans certains états de *causus* ou de fièvre bilieuse ardente, le centre ou les forces gastriques sont considérées comme point de départ *(pars mandans)* de la fluxion. Les sangsues agissent donc ici en vertu de leur action attractive et anti-spasmodique, et les *organiciens* qui les emploient dans ces cas, contre une prétendue phlogose de la membrane de l'estomac, réussissent quelquefois sans doute, mais sans se rendre compte de ce qu'ils font. On sait toute l'importance que Van-Helmont et Bordeu attachaient à ce centre, puisque le premier y plaçait son *grand Archée*. Quand Broussais voyait dans toutes les fièvres des *gastrites*, devait-il, au fond, tant crier contre les idées de Van-Helmont?

TROISIÈME OBSERVATION. *(Salle Saint-Lazare, N° 3.)*

M***, âgé de 25 ans, soldat au 38e de ligne, de tempérament sanguin, de constitution médiocrement forte, quoique indisposé depuis plusieurs jours, a continué son service ; mais, le 29 juin, cette indisposition a pris un caractère plus grave : il a éprouvé des frissons suivis de chaleur, de vertiges, et une lassitude générale. Le 2, juillet, 4e jour de sa maladie, il entre à l'hôpital.

Symptômes. Face rouge, douleur au front et à l'épigastre, soif, nausées ; bouche mauvaise, langue sale, crevassée, un peu sèche ; dents vernies, peau chaude, humide ; pouls mollet, un peu fréquent ; tremblements nerveux et soubresauts des tendons. (Diète ; infusion de mauve et de tilleul chaude ; saignée de 4 onces du bras droit ; 1 grain de tartre stibié en quatre prises, après la saignée ; julep avec 20 gouttes liqueur Hoffmann, ce soir.) — Vomissements verdâtres ; le sang offre une couche de même couleur.

4e jour. Un peu plus de calme ; sommeil dans la nuit, cinq évacuations alvines, soubresauts des tendons. (Bouillon aux lentilles, vin, limonade minérale sucrée, aromatisée avec la liqueur Hoffmann ; un bol avec 1 grain camphre, 1 grain nitre, quatre fois dans le jour.)

Le soir, toujours des soubresauts, un peu de sang dans la salive, douleur de tête ; il se lève et va se promener dans la cour.

5e jour. Ce malade est levé dès le matin, il se lave et se mouille les cheveux, bien qu'il ait encore le pouls fébrile : dans l'après-midi, douleur de tête. (Bouillon, matin et soir.)

CINQUIÈME OBSERVATION. *(Salle Saint-Vincent, N° 24.)*

Berthonain, âgé de 63 ans, de tempérament bilieux, bien constitué, labourait, le 19 juin, près de Soriech, entre le Lez et les étangs. Il fut pris tout d'un coup de vertiges, pesanteur de tête et lassitude. Il but le soir du vin chaud sucré : mais, son état s'étant aggravé le lendemain, il s'est rendu à Montpellier et a mis deux jours pour faire une lieue de chemin.

A son entrée, le 22 juin, 4e jour de sa maladie, il offre les symptômes suivants : douleur de tête et accablement, langue sèche, pouls un peu fréquent, tuméfaction douloureuse entre l'épaule droite et la poitrine, au-dessus du creux de l'aisselle ; désir d'aliments, vive soif. (Bouillon consommé, limonade vineuse ; un peu de vin après le bouillon ; ventouses sèches sur l'épaule droite quatre fois le jour.)

5e jour. Tête moins lourde, douleur vers l'épaule plus vive, soif ardente. (4 bouillons consommés dans le jour, eau de mauve et tilleul, infusion de 10 grains de quinquina et de 20 grains ipécacuanha, édulcorée avec le sirop d'écorce d'orange amère, par cuillerées ; mêmes ventouses.)

Dans le jour, quelques évacuations alvines.

6e jour. Tumeur de l'épaule plus dessinée, plus dure et s'étendant en avant. (Mêmes prescriptions ; limonade végétale.)

7e jour. Tumeur un peu diminuée. (Bouillon avec une cuillerée de riz, limonade vineuse ; 12 sangsues au point douloureux (comme attractifs), suivies de ventouses sèches.)

Le soir, défaillance d'estomac, désir de manger; pouls faible, déprimé; langue sèche et fuligineuse au milieu, blanche sur les côtés, rouge aux bords ; peau fraîche.

8e jour. Tumeur plus grosse; peau chaude, âcre; pouls vite et fréquent; langue plus humide. (Bouillons consommés, vin le matin; crèmes de riz le soir; 8 sangsues à l'épaule droite; potion avec demi-once séné, 1 gros crème de tartre, 2 onces manne à infuser ce soir pour la donner demain bon matin.)

9e jour. Langue humide, moiteur à la peau. (Crèmes de riz, tisane d'orge sucrée chaude.)

Le soir, pas d'exacerbation.

10e jour. Bras droit œdémateux. (Chocolat, limonade végétale; 8 sangsues à l'épaule droite, suivies de ventouses sèches.)

Les jours suivants, diminution des souffrances, appétit croissant. On continue à soutenir ses forces, pendant que l'on applique des attractifs vers l'aisselle.

L'état du tissu cellulaire et celui des veines qui participaient à la tuméfaction, avaient fait penser que la tumeur ne s'ouvrirait point au-dehors. Ce pronostic s'est vérifié; le gonflement a diminué peu à peu; et ce vieillard, qu'une diète sévère et des émissions sanguines inopportunes auraient probablement fait succomber, est sorti de l'hôpital tout-à-fait rétabli, le 10 juillet.

SIXIÈME OBSERVATION. *(Salle Saint-Lazare, N° 12.)*

E***, soldat au 3e régiment du Génie, né à Bordeaux, âgé de 21 ans, de tempérament nervoso-bilieux, de constitution médiocrement forte, a éprouvé, il y a six mois, une maladie qui l'a retenu 31 jours à l'hôpital. Le 14 juin, pendant le travail, il s'est senti incommodé par des maux de tête et un sentiment profond de lassitude. Il s'alite et n'est transporté à l'hôpital que le 23 juin, 10e jour de sa maladie, sans que la médecine ait rien fait pour lui.

Symptômes. Décubitus dorsal, céphalalgie, profond accablement; yeux tristes, à demi-fermés; traces de larmes desséchées; bouche entr'ouverte, haleine fétide, dents vernies, gencives couvertes d'un enduit noirâtre; langue crevassée, fuligineuse; narines pulvérulentes; mains et pieds froids; pouls lent, un peu rare; douleurs aux jarrets; réponses embarrassées, brusques et courtes; quelques soupirs. Point d'évacuations alvines depuis trois jours. (Diète, vin, limonade minérale, aromatisée avec la liqueur d'Hoffmann; 12 sangsues à l'épigastre; vésicatoires camphrés aux bras et aux jambes.)

11e jour. Retour de la chaleur aux extrémités, pouls un peu plus fréquent; langue visqueuse, sale, verdâtre, crevassée; stupeur, accablement; urines d'un jaune clair. (Vin chaud sucré pour nourriture, limonade pour boisson; 1 grain camphre, 2 grains nitre, 1 grain sulfate de quinine de 2 en 2 heures. Panser les vésicatoires avec du beurre fortement camphré.)

12e jour. Délire la nuit. (Il s'est levé pour uriner au milieu de la salle.) Le matin : stupeur profonde; yeux larmoyants, un peu rouges, paupières tuméfiées; ventre souple, un peu douloureux à la pression; pouls différant à peine de l'état de santé. Un peu de toux, point d'évacuations alvines. (12 sangsues sur le trajet de chaque jugulaire; vésicatoire camphré à la nuque; limonade vineuse.)

13e jour. Nuit tranquille, mussitation, carphologie, jambes écartées. (Vin sucré; 1 gros extrait de kina, 6 grains de camphre, 2 onces eau de fleurs d'oranger, autant d'eau de menthe.)

Le soir : cornée obscurcie, sclérotique injectée; lèvres fuligineuses, agglutinées entre elles; mains fraîches; pouls plus faible, petit, mou; soupirs, soubresauts des tendons, abattement des forces musculaires, odeur ammoniacale des urines, ventre souple.

14e jour. Immobilité, insensibilité presque complète; paupières tuméfiées, carphologie, mouvement des ailes du nez. (Saignée de la temporale : on tire 8 onces de sang.) Un peu d'animation après la saignée.

Le soir, la saignée est répétée à l'autre temporale; cataplasmes sinapisés aux pieds.

15e jour. Tranquillité, pouls fréquent. (Vin sucré, limonade minérale; potion avec 1 gros extrait de kina, 6 grains sulfate de quinine, 2 onces eau de menthe; morceaux de glace à fondre dans la bouche de temps en temps; sinapismes aux genoux.)

Le soir, pouls plus fréquent et faible, ventre un peu météorisé. (Sinapismes aux jambes.)

16e jour. Mussitation, délire. On retire par la sonde beaucoup d'urines rougeâtres, fétides. Point d'évacuations alvines depuis son entrée. (Vin sucré; potion avec 1 gros résine de kina, 20 grains sel d'absinthe, 6 grains sulfate de quinine, 4 onces eau de fleurs d'oranger; frictions avec la teinture de kina camphrée.)

Le soir, poitrine prise, respiration stertoreuse.

17e jour. Mains très-chaudes; pouls précipité, mou; sueurs à la face; pupilles extrêmement dilatées; respiration avec râle de la trachée, suspendue par moments.

Mort à 8 heures du matin.

Autopsie. Corps assez peu amaigri. *Tête :* à la face supérieure du cerveau, un peu d'injection dans les méninges; à la face inférieure, épaississement de l'arachnoïde, sérosité gélatiniforme épanchée au niveau de l'entrecroisement des nerfs optiques, un peu de sérosité dans chacun des ventricules latéraux. La membrane qui les tapisse est épaisse, ramollie et s'emporte par lambeaux; la voûte à trois piliers et le *septum lucidum* sont dans un état de diffluence.

Poitrine. Cœur gorgé de sang, poumon un peu congestionné en arrière; en plusieurs points de la surface, taches hémorrhagiques, noires, gangréneuses; quelques adhérences anciennes entre la plèvre costale et celle du poumon droit.

Abdomen. Foie, rate, reins à l'état ordinaire; quelques érosions très-superficielles dans la membrane muqueuse de l'estomac. Dans l'intestin grêle, rien de remarquable, sinon un peu de pointillé noir correspondant à quelques plaques. Gros intestin distendu, plein de matières fécales, épaisses, durcies. Nombreux follicules petits, blanchâtres, disséminés dans la membrane muqueuse.

Ce soldat avait été porté dans les salles au 10e jour d'une fièvre ataxique. C'est ici une preuve que ces fièvres doivent être traitées à leur début et avant que l'affection ait produit dans les tissus des altérations organiques, qui sont ensuite sans remède ; car alors ce n'est plus un vivant que l'on soigne, mais un corps passé en partie à l'état de cadavre. On a pu remarquer la persistance du *raptus* fluxionnaire du côté de la tête, malgré tous les moyens qui ont été employés : c'est que déjà l'affection avait porté à l'organe cérébral une atteinte fâcheuse. Les révulsifs, les dérivatifs, les excitants amenaient par intervalle un peu d'amélioration, mais elle n'était que passagère. La marche irrégulière de la maladie, ses symptômes désordonnés, les mouvements nerveux, le tremblotement des tissus, la suspension des excrétions, la fétidité des urines, annonçaient la retraite successive de la vie et ses dernières oscillations, dans des organes profondément lésés, et dans des liquides en partie livrés à la décomposition putride.

Nous ferons observer aussi combien l'altération des intestins était peu de chose au milieu de ce désordre dans les fonctions. Evidemment ces lésions étaient de date récente, et partant la conséquence et non la cause de l'état ataxique. En d'autres cas, nous avons trouvé des plaques, des ulcérations graves et même des perforations intestinales, sans qu'il y eût eu des symptômes nerveux ou typhoïdes.

SEPTIÈME OBSERVATION. *(Salle Saint-Vincent, N° 13.)*

D***, âgé de 24 ans, travaillait près de Villeneuve. Le 13 juillet, vers les trois heures du soir, étant en sueur, il tomba dans l'eau et fut pris de frissons suivis de chaleur, avec brisement dans les membres. On le porte à l'hôpital le 15 juillet, 3e jour de sa maladie.

Symptômes. Douleurs au front et aux orbites ; face

rouge, luisante, annonçant un commencement d'érysipèle ; pouls fréquent et dur, bouche amère, langue sale
et pointillée, soif vive, peau un peu moite. (Saignée de
8 onces ; 2 grains de tartre stibié en quatre doses après
la saignée.) — Vomissement d'un liquide amer.

4e jour. Plusieurs évacuations alvines dans la nuit ;
ventre rétracté, tendu ; chaleur âcre, langue sèche, face
turgescente, soif vive, épigastre douloureux. (Diète
absolue, petits morceaux de glace à fondre dans la
bouche de temps en temps ; 1 grain camphre, 4 grains
sucre dans une cuillerée d'eau de fleurs d'oranger, à
répéter quatre fois à trois heures de distance ; sinapismes
aux coudes et aux genoux ; 8 sangsues derrière chaque
oreille *illicò ;* autant à l'épigastre après midi.)

Le soir : quelques soubresauts de tendons, sueur qui
couvre la face. (On suspend le camphre.)

5e jour. Repos dans la nuit ; une évacuation par le
bas, langue humectée, chaleur moins âcre, tête brûlante. (Diète absolue, morceaux de glace toutes les trois
heures ; ventouses sur l'épigastre, suivies de l'application
de 7 sangsues ; autant après midi. Eau de Seltz à la
glace, en très-petite quantité.)

Le soir : vives douleurs d'entrailles, agitation, plaintes
continuelles ; pouls mollet, dépressible. (Bottines avec
un cataplasme de farine de lin sinapisé.)

6e jour. Abondante sueur dans la nuit ; hémorrhagie
de la narine droite, pouls plus calme, tête moins douloureuse. Nouveau saignement de nez dans la matinée.
(Un quart de tasse de chocolat froid, chaque deux heures ;
forte limonade végétale, sucrée ; morceaux de glace continués ; ventouse sèche sur l'hypochondre droit.)

Le soir : le chocolat, occasionnant des nausées, est remplacé par de la gelée de groseille.

7e jour. Douleurs de tête, langue sèche ; pouls fréquent, tremblotant ; chaleur âcre, soif toujours vive ; une évacuation alvine dans la nuit. (Diète ; limonade végétale éthérée à la glace, en petite quantité à la fois ; 12 sangsues derrière chaque oreille ce matin, vésicatoire à la nuque après midi ; on pansera deux heures après avec du cérat fortement camphré.)

Le soir : abattement, sueur à la face, soubresauts des tendons. (2 pilules avec 1 grain camphre, 2 grains nitre, à prendre à distance de trois heures.)

8e jour. Langue humectée, point de soubresauts, nulle douleur, désir de manger. Dans la nuit, une évacuation par le bas. (Vin, même limonade ; 4 grains sulfate de quinine ; 1 grain camphre ce matin ; autant après midi.)

Le soir : abattement, pouls dépressible, jambes écartées, chaleur à la face.

9e jour. Evacuations alvines trois fois dans la nuit. Ce matin : assoupissement, pouls redoublant, langue sèche. (Vin, même limonade, 6 grains sulfate de quinine dans le sirop de capillaire ; autant après midi.)

Le soir : assoupissement, langue humectée, peau mouillée de sueur.

10e jour. Chaleur médiocre, pouls calme, désir de manger. (Gelée de viande à la glace, vin ; 2 grains sulfate de quinine, 4 grains sucre ce matin ; autant après midi.)

Le soir : plaintes, sentiment de sa faiblesse ; ventre ni tendu ni douloureux ; chaleur douce à la peau, pouls ralenti, douleur de tête.

12ᵉ jour. Hémorrhagie de la narine droite, tête libre et sans douleur, pouls calme, désir d'aliments. (Bouillons consommés, gelée de viande à la glace, gelée de groseille, quelques cuillerées de vin.)

Le soir : peau fraîche, langue humide, pouls un peu tremblotant.

Les jours suivants, amélioration croissante, sommeil presque continuel, vertiges quand le malade se lève, retour progressif des forces.

Engourdissement des facultés intellectuelles, réponses lentes, nulles, pendant quelques jours. On augmente les aliments peu à peu ; on donne, le jour, plusieurs consommés, puis du riz, des œufs à la coque, du pain et une côtelette.

D*** sort bien rétabli le 7 août, 25ᵉ jour depuis l'invasion.

Ce malade avait été exposé près des étangs, dans un endroit malsain. En été, les fièvres que l'on contracte dans ces localités ont presque toutes un caractère malin. On a vu comment on a combattu tour-à-tour l'état inflammatoire et gastrique, les symptômes ataxiques et le mode rémittent de cette fièvre. On voit aussi que le professeur n'est point arrivé au lit du malade avec un plan de traitement préconçu et d'avance formulé, mais qu'il a pris conseil de l'état actuel du sujet et des évolutions de la maladie, arrêtant, continuant ou modifiant la médication, selon la direction des mouvements fluxionnaires et les indications du moment.

Comment traitez-vous une fièvre rémittente ou intermittente, un choléra, une variole, une fièvre typhoïde, une maladie goutteuse ? Une question ainsi posée est insoluble ; il faut analyser les divers éléments qui constituent chaque maladie en particulier et leur degré de prédominance.

Les huit observations qui suivent ont été prises dans le service de M. le professeur Caizergues.

HUITIÈME OBSERVATION. *(Salle Saint-Vincent, N⁰ 34.)*
Fièvre catarrhale bilieuse.

T***, âgé de 23 ans, menuisier, ayant été exposé, il y a cinq jours, à un courant d'air entre deux croisées, éprouva des maux de tête avec brisement dans les membres et dégoût pour tout aliment. Forcé de suspendre son travail, il entre à l'hôpital le 26 août et présente les symptômes suivants : face rouge, vertiges, langue sale, pouls fréquent, châleur âcre continuelle. (Infusion de mauve et tilleul ; 20 grains d'ipécacuanha en poudre, *illicò.*)

Vomissement d'un liquide vert-noirâtre ; deux évacuations par le bas dans la nuit.

6ᵉ jour. Céphalalgie, chaleur ; pouls plus calme. (Bouillon, infusion de mauve et tilleul ; cataplasmes sinapisés aux pieds.)

7ᵉ jour. Sueur dans la nuit, face moins rouge, céphalalgie moins intense. (Bouillon, infusion de mauve et tilleul.)

Les jours suivants, amélioration croissante ; appétit un peu lent à revenir ; selles difficiles. (On purge deux fois le convalescent, qui sort peu après.)

C'est ici un des cas si nombreux dans lesquels un vomitif a promptement dissipé un appareil de symptômes menaçants, porté les mouvements du centre à la périphérie et préparé une crise heureuse. L'emploi de cette médication et ses bons résultats sont tellement ordinaires, que nous croyons inutile d'en rapporter d'autres exemples ; c'est une observation de tous les jours.

NEUVIÈME OBSERVATION. *(Salle Saint-Vincent, N° 13.)*
Fièvre typhoïde : guérison en peu de jours.

Tr***, âgé de 17 ans, tailleur de pierres, de tempérament lymphatique, fut pris, le mercredi, de coliques et d'une diarrhée qu'il garda quatre jours. Le dimanche, il passa la journée à pêcher sur le Lez, et le soir il but beaucoup de vin blanc. Dans la nuit, il éprouva un mal de tête si intense, que ses camarades furent obligés de l'emporter ; on ne lui donna plus que de la tisane. Le jeudi, 4e jour depuis cet excès, le mal s'aggravant, on le porte à l'hôpital.

Symptômes. Décubitus dorsal, jambes écartées, face pâle, yeux injectés, surtout le gauche ; stupeur qui ne lui permet de donner aucun renseignement ; enduit sec et noirâtre sur la langue, les gencives et les lèvres ; respiration stertoreuse, peau sèche et brûlante, pouls petit et concentré, ventre assez souple. (12 sangsues derrière les oreilles, sinapismes aux coudes-pieds.)

5e jour. Délire et chant toute la nuit, ventre météorisé. (Bouillon, une pilule avec 2 grains camphre et 4 grains nitre de 2 en 2 heures ; frictions sur l'abdomen avec l'huile de camomille camphrée.)

6e jour. Nuit plus calme, peau moins chaude, retour de l'intelligence ; ventre dur, indolent. (Mêmes pilules, mêmes frictions sur l'abdomen ; limonade végétale.)

7e jour. Langue un peu humectée, pouls plus fré-

quent et plus élevé , point d'évacuations alvines.
(Bouillon , limonade végétale ; mêmes pilules.)

8e jour. Nuit bonne , raideur douloureuse dans les
muscles latéraux du cou. (Mêmes pilules de 4 en 4
heures ; embrocations sur les côtés du cou, avec un
liniment composé de 1 gros de camphre sur une once
d'huile de jusquiame ; bouillon , limonade végétale.)

9e jour. Douleur et raideur presque nulles. (Continuation des mêmes pilules , tisane de chiendent nitrée ,
bouillon.)

10e jour et suivants. Le mieux va croissant , les
évacuations alvines se rétablissent , on donne quelques
aliments , on prescrit encore quelques bols camphrés et
nitrés , et dans peu de jours le malade sort tout-à-fait
rétabli.

Le cas qui précède était grave ; le jeune homme ,
déjà mal disposé , s'était livré à des excès qui portent
spécialement sur les forces nerveuses. Il fallait dissiper
une congestion vers la tête qui était imminente , détourner
de cet organe les mouvements fluxionnaires et résoudre
le spasme général du système nerveux. Les révulsifs ,
les dérivatifs , les excitants diffusibles ont satisfait plei-
nement à ces vues thérapeutiques ; un peu plus tard
peut-être, une débilitation plus grande aurait rendu vaine
toute médication.

Le camphre a été employé avec succès, et l'on n'a
pas craint, en l'administrant , d'allumer une inflammation , ou plutôt d'aggraver une prétendue *entérite*
que la diarrhée aurait pu faire suspecter, d'après quelques
théories.

DIXIÈME OBSERVATION. *(Salle Saint-Charles, N° 16.)*

Affection inflammatoire aiguë du bas-ventre chez un soldat d'Afrique, épuisé par huit mois de diarrhée dysentérique et des fièvres intermittentes : guérison.

Pr..., âgé de 22 ans, de l'Aveyron, soldat au 56e de ligne, de faible constitution, petit, scrophuleux, portant au cou des glandes engorgées, était passé en Afrique en sortant de ses foyers. Là, couchant en plein air et buvant une eau malsaine, il contracta bientôt une dysenterie, suivie d'une diarrhée, qui dure depuis huit mois. Une fièvre intermittente quotidienne qui le prit à l'ambulance vint compliquer sa maladie : cette fièvre, arrêtée plusieurs fois, a reparu d'une manière irrégulière. Hier encore, il a eu, dit-il, un 10e accès depuis la traversée.

Renvoyé dans son pays, ne pouvant plus supporter la voiture, il entre à l'hôpital de Montpellier et présente les symptômes suivants :

Amaigrissement extrême; pâleur; peau sèche, collée aux os comme sur un squelette; chaleur âcre, surtout au ventre qui est très-douloureux; pouls petit, faible, sans résistance; parole presque impossible; un peu de toux. C'est après la visite du soir.

2e jour. Faiblesse telle qu'il ne peut presque plus remuer dans son lit. (Crèmes de riz, tisane pectorale; demi-lavement émollient avec 5 gouttes de laudanum.)

3e jour. Vomissements spontanés, à plusieurs reprises, de matières vertes, poracées, abondantes; peau froide; pouls à peine perceptible; ardeurs vives à l'œsophage; soif, langue sèche; tout ce qu'il essaie de prendre est immédiatement rejeté. (Cataplasmes sinapisés aux coudes-pieds; frictions sur l'abdomen avec un liniment composé d'une once d'huile de jusquiame et 1 gros de laudanum liquide.)

4e jour. Mêmes vomissements, face grippée, corps à demi-glacé. Repos dans le jour avec les paupières entr'ouvertes, laissant voir le blanc des yeux qui sont tournés en haut. Une évacuation alvine dans la nuit. (Mêmes frictions et embrocations sur l'abdomen.)

5e jour. Cessation des vomissements, face moins grippée, retour d'une légère chaleur. Une évacuation alvine dans les vingt-quatre heures; désir de quelques aliments. (Décoction blanche, mêmes frictions, fomentations émollientes après.)

6e jour. Ventre à peine douloureux. (Mêmes prescriptions.)

Les jours suivants, le mieux continue, les nuits sont calmes, la figure se recompose. On donne quelques aliments légers que l'on augmente avec mesure. Le malade sort quelques jours après, bien rétabli.

L'état d'exténuation de ce sujet ne permettait pas d'employer les évacuations sanguines; cependant il y avait des signes d'une violente irritation dans le bas-ventre. Les préparations sédatives ont obtenu un succès qu'on ne pouvait demander aux anti-phlogistiques. C'est ainsi que, selon les circonstances, les sédatifs et les opiacés agissent contre l'état inflammatoire, de même qu'à leur tour les anti-phlogistiques agissent souvent comme sédatifs. Le rétablissement de ce malade est d'autant plus remarquable, que son état semblait presque désespéré.

ONZIÈME OBSERVATION. *(Salle Saint-Vincent, N° 7.)*

Diarrhée; dysenterie; abus d'aliments; état adynamique; hémorrhagies par les diverses muqueuses. Autopsie.

Formiga, cordonnier, âgé de 21 ans, de constitution
faible et délicate, a le flux de ventre depuis six jours.
Il entre le 4 septembre et offre les symptômes suivants :

Déjections alvines abondantes de mucosités mêlées
de sang; vives tranchées; bouche mauvaise; dégoût pour
tout aliment. (20 grains ipécacuanha en poudre, en
quatre doses, *illicò*.)

Léger vomissement, évacuations alvines abondantes,
dans la nuit.

7ᵉ et 8ᵉ jour. Diarrhée moindre, ventre encore douloureux. (Bain de siége.) — Dans la journée, il prend
des aliments qu'il s'est procurés en secret.

9ᵉ jour. Pâleur et faiblesse extrêmes. (Crêmes de riz,
tisane de riz gommée; cataplasmes sinapisés aux mollets.)

10ᵉ jour. Deux lombrics rendus par la bouche; moins
de souffrance, un peu plus de vivacité.

12ᵉ jour. Même état.

13ᵉ jour. Hémorrhagie nasale toute la nuit goutte à
goutte, sang dissous. (Purée aux lentilles, alternée avec
la décoction de ratanhia, et 30 gouttes eau de Rabel.)
— Même perte tout le jour par le nez et par l'anus.

14ᵉ jour. Perte à peine arrêtée ce matin; nez froid,
mains froides; pouls lent et faible. (Mêmes prescriptions; demi-lavement avec la décoction de quinquina.)

15ᵉ jour. Retour d'un peu de chaleur. (Bouillon
épaissi avec du sagou; tisane de riz avec eau de Rabel,
édulcorée avec le sirop de coing; demi-lavement avec la
décoction de quinquina.)

16ᵉ jour. Pouls plus relevé, chaleur ranimée ; le malade se dit mieux. (Mêmes prescriptions.)

17ᵉ jour. Abattement profond ; plaintes toute la matinée ; retraite et rareté du pouls, qui est à peine perceptible ; langue sèche et visqueuse ; mains glacées. (Vin sucré, décoction de ratanhia.)

Mort à 2 heures du soir.

Autopsie, vingt-six heures après la mort. Rigidité cadavérique considérable ; la tête, le cœur, le poumon, le foie, la rate, l'estomac ne présentent rien de notable ; intestin grêle vers son milieu teint de sang et comme contus et meurtri ; vers le tiers inférieur, on aperçoit quelques plaques agminées très-marquées, un peu boursoufflées, sans érosion.

Ce sujet nous offre un exemple remarquable de l'état *muqueux-adynamique* enté sur une mauvaise constitution. L'écart de régime, qui lui a été si funeste, montre combien le malade sentait le besoin de restaurer une innervation languissante. Mais ces aliments, qu'il ne pouvait plus digérer, ont achevé de dissiper ses *forces radicales :* de-là, cette dissolution du sang et ces hémorrhagies que les toniques et les astringents les mieux indiqués n'ont pu arrêter. La teinte rouge-violacée d'une partie des intestins ne doit point être considérée comme une phlegmasie locale. (Il y a des gens qui, dans les autopsies, voient un signe d'inflammation partout où il y a du sang extravasé dans le tissu : l'ecchymose qui entoure une piqûre de sangsue est-elle donc une inflammation ?) Ce n'est ici qu'une infiltration d'un sang dénaturé dans un tissu privé de sa force tonique.

Quant aux légères plaques intestinales, qui n'étaient pas même érodées, il est évident qu'une pareille lésion n'a pas donné la mort, mais qu'il faut la voir dans l'épuisement des forces radicales de l'économie.

DOUZIÈME OBSERVATION. *(Salle Saint-Lazare, N° 13.)*
Diarrhée; ataxie.

Dod...., âgé de 22 ans, soldat au 38e de ligne, a la diarrhée depuis le 1er septembre, et offre, à son entrée, le 13 du même mois, les symptômes suivants :

Douleur à l'épigastre, pouls précipité, chaleur âcre, peau sèche; langue fuligineuse au milieu, bleuâtre sur les côtés; quelques soubresauts de tendons; déjections alvines glaireuses, fréquentes. (25 sangsues à l'épigastre; tisane de riz gommée.)

4e jour. Epigastre toujours douloureux, diarrhée continuelle. (Crêmes de riz, diète de vin, tisane de riz gommée; 15 sangsues à l'épigastre; fomentations et cataplasmes émollients sur l'abdomen.)

3e jour. Légère amélioration. (Bouillon de pois-chiches, diète de vin, limonade végétale; demi-lavement avec la décoction de graines de lin.)

4e jour. Evacuations nombreuses; langue desséchée de nouveau, fuligineuse au milieu; narines pulvérulentes; chaleur âcre; pouls sautillant, redoublant. (Vin sucré; décoction blanche, alternée avec la crême de riz.)

Le soir, demi-gros diascordium.

5e et 6e jours. Un peu d'amélioration. (Mêmes prescriptions.)

7e jour. Le malade se lève et va boire de l'eau froide. Le soir, langue sèche, comme rôtie, offrant quelques papilles très-saillantes ; peau froide ; pouls lent. (Une pilule avec 1 grain camphre , 2 grains nitre , alternée avec une pilule de 2 grains sulfate de quinine de deux en deux heures ; décoction blanche.)

8e jour. Langue encore sèche et fuligineuse ; diarrhée moindre. (Mêmes prescriptions.)

9e jour. Langue humectée ; point d'évacuations alvines dans la nuit. (On suspend les pilules.)

Les jours suivants, le mieux se soutient, et le malade sort guéri peu de jours après.

Cette observation nous présente la complication si fréquente en été d'une fièvre inflammatoire gastrique, avec un état nerveux. On a combattu d'abord l'élément inflammatoire gastrique par une application réitérée de sangsues ; on a calmé l'irritation intestinale au moyen des émollients et des sédatifs , et relevé les forces par les toniques. Le malade allait mieux , lorsque son imprudence a ramené des symptômes nerveux , inquiétants ; le camphre associé au nitre et le sulfate de quinine administrés à temps ont rapidement dissipé ces symptômes.

TREIZIÈME OBSERVATION. *(Salle Sainte-Marie , No 2.)*

Fièvre muqueuse ataxique ; congestion vers les poumons et vers la tête ; symptômes typhoïdes. Guérison.

Rose P....., âgée de 19 ans, de constitution lâche et pléthorique , habituellement bien réglée , a été excédée de travail dans la maison où elle sert.

Depuis quelques mois , le bas-ventre est le siége d'une ardeur interne qui se calme par intervalles, et qui, dans ces derniers jours , est devenue plus vive. Elle entre à l'hôpital le 13 mai.

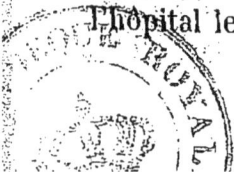

Symptômes. Douleurs vers les tempes, nausées, défaillances, bouche très-amère, coliques, diarrhée, un peu de toux et beaucoup d'agitation ; flux menstruel depuis trois jours. (On s'abstient pendant deux jours de toute médication active.)

4e jour. Cessation de l'écoulement menstruel, langue blanche et pointillée, pouls faible, lent, tendu comme une corde de violon ; sursauts de tout le corps, douleurs vers l'ombilic, démangeaisons au nez, rapports à la bouche, sentiment de constriction à la gorge et de suffocation. (Crèmes de riz, tisane d'orge, 20 grains ipécacuanha en poudre, *illicò*) Vomissements glaireux à la suite de l'émétique.

5e jour. Nuit agitée, moral très-effrayé, plaintes.

6e jour. Chaleur âcre, langue visqueuse et sèche ; toujours au gosier sensation d'une boule fixe et ardeur à l'estomac. (Bouillon, tisane d'orge, infusion de 20 grains ipécacuanha, édulcorée avec 1 once sirop de gomme par cuillerées d'heure en heure.) Dans la journée, trois évacuations alvines.

7e jour. Chute de la fièvre, peau sèche, toux. (Continuation de l'infusion, vésicatoire au bras gauche.)

8e jour. Nuit agitée ; ce matin, presque point de fièvre. (Vésicatoire au bras droit, bouillon, tisane de riz.) On suspend l'infusion d'ipécacuanha.

9e jour. Nuit encore plus mauvaise, pommettes rouges ; langue fuligineuse, se collant au doigt ; pouls déprimé, petit, frappant deux fois ; chaleur âcre, quelques soubresauts de tendons, sursauts de tout le corps par intervalles ; douleurs à la tête et à l'épigastre ; toux légère avec gémissements ; bruit sibilant, âpre dans toute l'étendue de la partie antérieure de la poitrine ; point d'évacuations. (Bouillon d'herbes , limonade végétale , 1 pilule de 1 grain camphre , 2 grains nitre de trois en trois heures.)

10e jour. Délire la nuit, jambes écartées, nul sentiment de douleur. (Mêmes prescriptions.)

Le soir, évacuations très-abondantes , avec coliques. (Décoction blanche de Sydenham et quelques gouttes de laudanum.)

11e jour. Nuit calme , point de soubresauts , ventre souple , toux avec un peu de râle stertoreux. (Bouillon , tisane d'orge , looch par cuillerées , pilules camphrées et nitrées.)

Le soir, profond assoupissement. (Vin , cataplasmes sinapisés aux coudes-pieds.)

12e jour. Délire et diarrhée dans la nuit , langue et dents couvertes d'un enduit noirâtre , gêne à la gorge qui permet à peine d'avaler , respiration de plus en plus embarrassée , soubresauts de tendons. (Bouillon , vin , une pilule de camphre et nitre de deux en deux heures , 4 onces de looch avec 2 grains de kermès minéral ; vésicatoire à la partie interne inférieure des deux cuisses.)

13e jour. Presque impossibilité de parler ; pouls petit, tendu, déprimé, s'abaissant par degrés , puis se relevant brusquement ; râle muqueux. (Bouillon , vin , mêmes pilules , même looch , tisane de polygala miellée ; vésicatoire sur la partie antérieure de la poitrine.)

Le soir, respiration toujours plus gênée. (Potion avec 1 once sirop d'érysimum , demi-once oxymel scillitique , 2 grains kermès minéral , 3 onces eau distillée , par cuillerées de deux en deux heures.)

14ᵉ jour. Mieux marqué, point de délire la nuit; crachats visqueux, blancs, mêlés de stries de sang; jambes rapprochées, décubitus sur le côté droit; désir de manger. (Mêmes prescriptions, éloigner la cuillerée de la potion de quatre en quatre heures; ajouter à cette potion 2 grains camphre.)

15ᵉ jour. Evacuations alvines dans la nuit, toux moindre, langue humectée; toujours soubresauts des tendons. (Bouillon, vin, même potion moins le camphre, tisane de polygala édulcorée avec le sirop de Maloët.)

16ᵉ jour. Respiration plus facile, presque point de soubresauts; pouls plus relevé, langue souple et turgescente, quoique un peu fuligineuse. (On suspend tous les remèdes; bouillon, vin.)

17. Sommeil dans la nuit, aphthes à la bouche, un peu de diarrhée. (Bouillon, vin, gargarisme avec le miel rosat, décoction blanche.)

Le soir, oppression et un peu de redoublement. (Vésicatoire au bras, cataplasmes sinapisés aux pieds.)

18. Epiderme détaché par écailles sur toute la peau, un peu d'appétit. (Bouillon, vin, tisane vineuse.)

19. Pouls calme, chaleur douce, sans âcreté. (Bouillon, pruneaux le soir.)

M. le professeur Broussonnet prend le service le 1ᵉʳ juin. Il prescrit à la convalescente du bouillon, du vin, du chocolat, de la limonade minérale sucrée, de la gelée de fruits, puis quelques cuillerées de soupe, du pain, de la confiture, augmentant peu à peu les aliments.

Le 5 juin, la figure s'anime; douleurs de tête, inquiétude, oppression.

Le 8 juin, surdité, vive douleur à l'oreille droite : on applique derrière l'oreille dix sangsues et un cataplasme émollient après.

Le 10 juin, commence par le conduit auditif un écoulement séreux, puriforme, qui s'est continué pendant un mois et demi.

Pendant la convalescence, la langue s'est dépouillée d'une espèce d'épithélium qui s'est détaché par plaques. La malade a encore éprouvé des douleurs vers la région iliaque, des mouvements nerveux et de la constriction à l'épigastre ; symptômes qui ont été considérés comme hystériques, et combattus avec succès par une application de sangsues à l'épigastre, agissant ici comme anti-spasmodique, et par une potion avec 2 grains cyanure de potassium et 20 gouttes liqueur Hoffmann.

L'observation précédente nous offre une de ces fièvres muqueuses, longues et compliquées, qui trouvent aliment dans une constitution lâche et détériorée, et qui souvent frappent à la fois toutes les cavités. On a combiné les moyens afin de combattre les divers éléments selon leur degré de prédominance et d'après les périodes de la maladie. On a donc employé tour-à-tour, et quelquefois simultanément, les évacuants contre l'état gastrique ; les excitants diffusibles et les révulsifs contre l'état nerveux ; la décoction blanche et les fomentations émollientes contre la diarrhée et l'irritation intestinale ; les expectorants, les incisifs énergiques contre l'embarras et l'engorgement des poumons ; et cependant on a soutenu les forces au moyen des toniques analeptiques. Par cette heureuse combinaison, on a conduit la malade jusqu'à

7

la convalescence. On peut juger, d'après ce cas, de la valeur des systèmes qui ne voient dans les maladies qu'un seul élément identique, une seule indication, un seul mode de traitement.

QUATORZIÈME OBSERVATION. *(Salle Sainte-Marie, N° 18.)*

Fièvre catarrhale, avec affection inflammatoire du bas-ventre et tendance à l'ataxie.

La même Rose P....., sortie de l'hôpital le 29 juillet, après une longue maladie muqueuse, y rentre le 17 août. Elle a porté pendant quelques jours une tumeur derrière l'oreille droite. Depuis trois jours son malaise s'est aggravé; elle offre, à son entrée, les symptômes suivants : fatigue, dégoût, langue large, blanche; vive douleur vers le flanc droit. (20 sangsues sur le point douloureux, et immédiatement après, 20 grains d'ipécacuanha en poudre, de quart d'heure en quart d'heure.)

4e jour. Plusieurs évacuations alvines dans la nuit; face pâle, rétractée; ventre extrêmement douloureux à la moindre pression, pouls un peu fréquent, parole presque impossible. (Tisane de riz gommée, fomentations émollientes sur l'abdomen, embrocations avec de la flanelle trempée dans une once huile de jusquiame et un gros laudanum; léger cataplasme de farine de lin laudanisé.)

Le soir, douleurs plus fortes, mouvements spasmodiques. (10 sangsues au point douloureux, 1 pilule avec demi-gr. extr. gommeux d'opium, 1 quart de grain extr. de jusquiame blanche; continuation des fomentations.)

5e jour. Sommeil toute la nuit. Ce matin, ventre toujours douloureux, langue sale et sèche, mouvements nerveux un peu moindres. (Diète, mêmes fomentations et embrocations ; demi-lavement avec décoction de graine de lin et 5 gouttes de laudanum ; tisane de riz.)

6e jour. Cris toute la nuit ; face blême , grippée ; pouls fréquent et petit ; ventre toujours douloureux ; douleurs vers la mamelle droite, puis au cou. (Crème d'orge , limonade camphrée , cataplasme émollient au point douloureux de la poitrine , embrocations et fomentations sur le bas-ventre continuées.)

Le soir, douleur vive à l'épaule, face rouge , pouls fréquent.

7e jour. Nuit plus calme, toux. (Bouillon , vésicatoire au bras droit.)

8e et 9e jours. Chute de la fièvre, vive douleur à l'épaule et au côté droit. (Vésicatoire au côté.)

Les jours suivants, diminution progressive de la douleur ; on donne quelques aliments, et comme la toux persiste, on applique un nouveau vésicatoire au bras droit.

La malade sort tout-à-fait rétablie vers la fin d'août.

Il est facile de reconnaître dans cette observation une affection générale qui, portant les mouvements fluxionnaires vers les viscères abdominaux , y a déterminé un état inflammatoire violent, avec des douleurs et des accidents nerveux très-intenses. Après avoir débarrassé les voies gastriques , on a combattu l'état inflammatoire par des applications répétées de sangsues, et les accidents nerveux par des sédatifs. Ces symptômes graves ayant été dissipés , les vésicatoires , appliqués aux bras comme attractifs , ont enlevé l'élément vague rhumatismal, avec les douleurs et la toux qui menaçait les organes de la respiration,

QUINZIÈME OBSERVATION. *(Salle Saint-Charles, N° 20.)*
Fièvre muqueuse, rémittente, ataxique : autopsie.

C***, âgé de 23 ans, soldat au 38e de ligne, de constitution peu forte, est malade depuis quatre jours pour s'être exposé, dit-il, à un courant d'air. Il entre à l'hôpital le 12 septembre au soir.

Le lendemain, 5e jour de sa maladie, à la visite du matin, il offre les symptômes suivants : profond découragement, maigreur et pâleur très-grandes, orbites caves, yeux cernés de brun, face terreuse, douleur sus-orbitaire, céphalalgie, enrouement, toux, long râle plaintif, pouls fréquent, irrité ; langue sale, vive soif, douleur et gêne à la région épigastrique, dégoût de tout aliment ; dix évacuations alvines depuis hier. (Diète, tisane de riz gommée, 20 grains ipécacuanha en poudre, en quatre doses *illicò*.)

Par suite, vomissement d'un liquide verdâtre ; quelques selles dans le jour. Le soir, forte exacerbation, quelques coliques. (Fomentations émollientes sur l'abdomen.)

6e jour. Rémission manifeste de la chaleur, soubresauts des tendons, pouls tremblotant, frappant deux fois. (Bouillon, 1 pilule avec 1 grain camphre, 2 nitre, alternée avec 1 pilule de 2 grains sulfate de quinine d'heure en heure.)

Le soir, calme complet, nulle douleur.

7e jour. Vif désir d'aliments ; courage exalté qui tient du délire, peau fraîche offrant le tact d'une fine basane ; pouls tremblotant, inégal ; pulsations allant par déclin, puis se relevant. (Mêmes pilules de deux en deux heures.)

8ᵉ jour. Urine abondante, même pouls, ventre rétracté, chaleur médiocre, quelques évacuations alvines. (Mêmes pilules de trois en trois heures.)

9ᵉ jour. Même état. (Même prescription.)

10ᵉ jour. Exaltation et vain courage, léger délire, pouls fréquent, faible, petit ; jambes écartées, maigreur et pâleur de plus en plus grandes ; désir d'aliments, évacuations alvines cinq fois dans la nuit. (Bouillon, vin, mêmes pilules ; le soir, décoction d'arnica et de serpentaire de Virginie.)

11ᵉ jour. Même état, bras et mains tremblantes, abattement, découragement extrême. (Bouillon, décoction d'arnica et de serpentaire de Virginie ; vésicatoire à la nuque.)

12ᵉ jour. Pouls fréquent, faible, petit, à peine perceptible.

Mort à six heures du soir.

Autopsie. Téte. Congestion, dans les sinus de la dure-mère, d'un sang noir et poisseux. Arachnoïde un peu épaissie et opaque à la face supérieure du cerveau, principalement sur le trajet des vaisseaux. Substance blanche un peu pointillée de rouge à droite ; rien de notable ailleurs.

Poitrine. Rien de notable au cœur ; poumon gauche engoué et infiltré de sang vers sa base et en arrière ; rien de remarquable dans le foie, la rate, les reins, l'estomac. Vers la moitié inférieure de l'intestin grêle, on remarque quelques plaques à peine distinctes par un peu de rougeur, et une érosion légère des valvules conniventes. Ces plaques deviennent plus rapprochées et les érosions plus profondes à mesure que l'on descend vers la valvule iléo-cœcale, où elles sont surtout très-marquées.

Le gros intestin est criblé d'ulcérations arrondies très-profondes, offrant l'aspect de gros boutons, corrodés au centre, d'une extrême fétidité.

L'état d'amaigrissement et l'accablement de ce malade dès son entrée annonçaient une profonde lésion des forces, qui probablement datait de loin. L'ataxie s'est manifestée dès le début ; l'aspect de la face, le découragement extrême alternant avec une exaltation immodérée ; l'état tremblotant des artères, des muscles et des autres tissus ; la complication d'une fièvre rémittente et d'une forte diarrhée, toutes ces circonstances firent porter tout d'abord un pronostic fâcheux. C'est un de ces cas où les malades arrivent à l'hôpital dans une période tellement avancée qu'elle ne laisse plus d'espoir, l'affection ayant déjà produit des lésions organiques presque irremédiables. On a pu voir là la justesse de cet aphorisme d'Hippocrate : Dans les maladies aiguës, quand le ventre est rétracté, c'est un signe plus fâcheux que quand il est météorisé. Toutefois, la diarrhée et les lésions organiques qu'elle supposait n'étaient pas ici le symptôme le plus alarmant. Nous avons vu des diarrhées bien plus intenses (en un cas, 20 à 50 évacuations dans une nuit, pendant plusieurs semaines) n'avoir pas de terminaison fâcheuse, ou même céder à une première administration de 20 grains d'ipécacuanha. L'élément le plus fâcheux ici, c'était l'état ataxique ou malin ; c'était l'exhaustion et la dissolution des forces nerveuses.

COMPTE-RENDU

des OBSERVATIONS recueillies à la Clinique médicale de l'Hôpital Saint-Éloi de Montpellier.

(Service de MM. les Professeurs BROUSSONNET et CAIZERGUES.)

Des fièvres rémittentes.

I.

On entend par *fièvre rémittente* une fièvre continue avec des exacerbations périodiques.

Ce type, si simple en apparence, est souvent difficile à reconnaître, et cependant il importe de le déterminer.

Car plus les exacerbations sont régulières, soit dans leur retour, soit dans leurs périodes de froid, chaleur et sueur, plus le kina est indiqué et arrête sûrement la fièvre.

Quand le froid domine seul pendant les exacerbations, c'est le cas d'employer les anti-spasmodiques. La saignée, le kina pourraient alors être mortels.

Quand la chaleur domine seule, il faut insister sur les sangsues ; les anti-spasmodiques seraient funestes.

Quand c'est la sueur qui règne seule, le médecin est désarmé ; il n'a presque aucun remède : c'est le cas des *fièvres diaphorétiques* de Torti.

8

Quelquefois les exacerbations se rapprochent ou se prolongent, de manière à se toucher presque et à s'entremêler. Cette marche est fâcheuse ; car, en raison de la proximité des exacerbations, on ne peut administrer le spécifique (1).

C'est l'inverse pour les fièvres qui, après avoir affecté le type inflammatoire continent, deviennent rémittentes ; elles perdent de leur gravité. En général, plus le type est inflammatoire continent, plus les émissions sanguines réussissent à dissiper la fièvre. Ce n'est pas qu'on puisse faire la crise à coups de lancette, comme le voulait Sydenham : il n'y a que la nature qui la fasse ; mais on la favorise en tenant l'économie dans un degré moyen de forces. On voit par-là combien l'étude du type est pratique et importante.

Toutefois il ne faut pas regarder comme rémittente toute fièvre qui a quelques intervalles de calme et de rémission. Les véritables rémittentes sont celles qui ont les exacerbations périodiques et bien caractérisées dans leurs trois stades ; car d'ailleurs il y a bien peu de fièvres qui n'aient leurs moments de calme et certains redoublements. Ainsi, dans les fièvres de consomption, dans les diathèses purulentes, il y a des exacerbations qui ne sont que symptomatiques.

Et, en général, toutes les fièvres gastriques ont une certaine forme rémittente, qui est sans importance. Il y a du frisson, de la chaleur, et un peu plus ou moins de sueur dans les embarras d'estomac. Un émétique dissipe

---

(1) Dans ces cas, M. le professeur Broussonnet tâche d'y suppléer un peu par le camphre.

ces symptômes, et remet en deux jours le malade sur pied.

Mais, lorsqu'à cette gastricité s'ajoute l'élément nerveux sous le type véritablement rémittent, la complication peut devenir très-inquiétante.

Il y a des cas que l'on appelle *pernicieux ;* on y voit souvent le froid succéder au froid, et ne constituer presque qu'une seule période algide. Il semble que les exacerbations se mêlent et se confondent. Au milieu de ces attaques redoublées, de ces assauts désordonnés, le médecin attend en vain le moment d'une indication avantageuse pour administrer le moyen héroïque ; le malade succombe avant qu'il ait pu la saisir.

Quelquefois les exacerbations sont signalées par le délire, par un point pleurétique, par des coliques, par de vives douleurs lombaires. Il peut arriver que le pouls demeure presque à l'état ordinaire, ou même qu'il soit lent et rare, tandis qu'un état comateux profond et périodique annonce l'imminence du danger, et fait soupçonner le génie fébrile à qui l'on a affaire. Heureux alors le malade, quand le succès du sulfate de quinine confirme les prévisions du médecin !

Enfin, la fièvre rémittente peut compliquer une autre maladie, une affection chronique, une diarrhée, une fièvre ataxique ou typhoïde. Dans ces cas, il est souvent très-difficile de s'assurer du véritable caractère de la fièvre, et de saisir ce qui convient au milieu de cet embarras d'indications et de contre-indications. Le génie périodique est-il subordonné à l'autre affection, ou la domine-t-il, ou lui est-il simplement associé ? C'est alors qu'une médication, selon qu'elle est bien ou mal entendue, peut rapidement rallumer le feu de la vie ou l'éteindre tout-à-fait. Il en est, dit Hippocrate, du médecin comme du pilote : dans les temps de calme tout va de soi-même ; mais c'est dans les temps de trouble et de tempête que deviennent évidentes pour tout le monde ses bévues ou son habileté.

Les fièvres rémittentes, habituellement peu graves, sont donc quelquefois au nombre de ces maladies orageuses, qu'il est aussi important que difficile de déterminer.

Prenons deux exemples de la gravité et de l'obscurité de ces fièvres.

Chaussedent, soldat au 3e régiment du Génie, âgé de 23 ans, sorti il y a un mois de l'hôpital où il était pour fièvre intermittente, y rentre le 19 août 1843 à midi : ses camarades prétendent qu'il est tombé sans connaissance, à la suite d'un coup de fusil de rempart qui l'a effrayé.

Face pâle, pouls lent, soubresauts des tendons, nul signe d'intelligence, agitation des membres. (Cataplasmes sinapisés aux pieds.)

2e jour. Air plus calme, soubresauts des tendons, sursauts de tout le corps quand on le touche ; paroles avec léger délire. (Bols camphrés et nitrés, vésicatoires aux cuisses, lavement purgatif.)

Vers midi, violente attaque ; écume à la bouche, contorsion de la face à droite, grimaces. (L'interne de garde fait ôter environ 650 grammes de sang.) L'état de spasme dure jusqu'à 8 heures du soir ; toute la nuit, cris.

3e jour. Bras et mains contractés, chaleur médiocre,

paupières fermées, air d'un homme endormi qui respire avec gêne ; déjections alvines claires, involontaires. (Potion avec 10 décigram. sulfate de quinine par cuillerée d'heure en heure ; julep camphré ; cataplasmes sinapisés aux genoux.) Criailleries dans la matinée ; le soir il est plus calme, n'agite que les jambes, et peut avaler un peu.

Vers trois heures, mouvements de la mâchoire, torsion des lèvres ; il mord les draps ; ventre tendu. A 5 heures, nouvelle attaque suivie de deux autres ; mort à la troisième, vers minuit.

Autopsie. Sinus un peu congestionnés, arachnoïde légèrement imbibée de sang en haut à gauche ; un peu de pointillé rouge dans la substance cérébrale. Rien de notable au cervelet, ni au cœur, ni au poumon, ni à l'estomac. Un lombric dans les intestins et quelques très-petites granulations blanchâtres disséminées.

Quel nom donner à cette fièvre si subite, si grave dans les symptômes et si promptement mortelle, lorsque les lésions organiques étaient encore presque insignifiantes ? Il me semble que celui de *pernicieuse* lui convient assez.

Le cas qui suit a été encore plus rapidement mortel.

Le 27 février 1845, un soldat allemand, fortement constitué, faisant encore son service le matin, est porté à l'hôpital après la visite du soir. Délire, tremblement de tout le corps, bouche écumeuse. (Saignée à la caserne.) Mort à 11 heures du soir, avant que le professeur ait pu le voir.

Autopsie. Opacité jaunâtre de l'arachnoïde en haut, à droite ; rate très-volumineuse et congestionnée ; à

peine quelques légers froncements réticulés vers la fin
de l'intestin grêle.

II.

A quels signes, à quelles considérations s'adresser
pour reconnaître le génie rémittent ?

Voici le résumé des faits que nous avons vus.

Pendant l'année 1843, il s'est présenté :

Au mois d'avril, 3 cas de fièvres rémittentes.

Au mois de mai et juin, aucun cas.

En juillet, 11.

En août, 26.

En septembre, 20.

En octobre, 49.

En novembre, 23.

En décembre, 2.

Le relevé de l'année suivante offre des résultats à peu
près semblables : fort peu de cas en hiver et au printemps, un grand nombre en été et surtout en automne.

C'est donc vers la fin de juillet, c'est-à-dire au milieu
des fortes chaleurs de l'été, que naît le génie rémittent
des fièvres ; il grandit en août et septembre, atteint son
plus haut degré d'intensité en octobre, diminue en novembre, et s'éteint assez brusquement en décembre.

Toutefois cette marche est loin d'être absolument
régulière. On comprend en effet que les chaleurs re-
tardées, prématurées ou prolongées, et plusieurs autres
circonstances atmosphériques modifient singulièrement
ces résultats. Cette année, par exemple, vers la fin
d'avril, les fièvres rémittentes ont sévi à Villeneuve d'une
manière assez alarmante pour faire solliciter de la part

de l'autorité une enquête spéciale. A Montpellier, on s'en est assez peu ressenti ; et ces cas exceptionnels n'empêchent pas la vérité de l'assertion générale.

Hâtons-nous d'ajouter que, pour être plus rares en hiver et au printemps, elles ne sont pas alors moins dangereuses. On sait, en médecine, que les choses qui surviennent contre l'ordre ordinaire et malgré le caractère dominant de la constitution ont souvent un résultat funeste, soit qu'elles indiquent une plus grande énergie dans les causes, soit qu'elles compliquent les maladies régnantes, soit enfin qu'elles surprennent le praticien qui ne s'y attend pas.

A quoi tiennent la rareté des fièvres rémittentes dans une saison et leur fréquence dans une autre? Essayons de répondre par des faits.

Pendant le printemps de l'année 1843 (mois d'avril, mai et juin), il s'est offert à l'hôpital environ 90 cas de fièvres intermittentes, et dans l'hiver qui a suivi (mois de décembre 1843, et janvier, février et mars 1844) 78 cas ; ce qui fait pour un printemps et un hiver 168 cas. On voit que le génie périodique n'a pas manqué ; et cependant, dans cet intervalle de sept mois, il ne s'est présenté que 12 cas de fièvres rémittentes. Qu'est-ce donc qui faisait défaut? Evidemment c'est la forme continue.

D'autre part, nous avons interrogé avec soin les malades qui avaient la fièvre intermittente au printemps, pour en connaître l'origine antérieure. Presque tous avaient eu cette fièvre dans l'automne ou l'été précédent ; quelques-uns la faisaient remonter plus haut. Les malades civils l'avaient contractée dans des localités voisines des étangs, ou dans d'autres lieux réputés malsains ; les militaires l'avaient apportée d'Afrique. Je n'oserais pas affirmer qu'il y ait eu un seul cas de fièvre intermittente pendant ce printemps de 1843 qui se soit développée alors pour la première fois. Non pas que ce soit impossible, puisqu'on voit des exemples du contraire : ces faits prouvent seulement que les intermittentes du printemps ne sont le plus souvent qu'une suite, qu'un réveil des fièvres contractées en été ou en automne. On dirait que l'économie mal dépurée, mal débarrassée du principe fébrile, le garde en son sein endormi et latent pendant l'hiver, et qu'au printemps suivant, sous l'influence de cet éveil général, de cette espèce de régénérescence qu'éprouvent alors les êtres animés, le principe entre en effervescence. Aussi plusieurs médecins regardent-ils comme dépuratoires ces accès du printemps, qui d'ailleurs sont généralement sans gravité et faciles à supprimer. De-là, cet aphorisme d'Hippocrate que la tierce exquise se juge alors d'elle-même au septième accès; mais la tierce exquise seulement, c'est-à-dire le type de ces fièvres, celle qui est régulière dans ses retours et ses périodes, dont le froid commence dans la matinée et dont l'accès dissipé laisse le malade dans un certain état de bien-être, ευφορια. Quant à la fièvre quarte et aux autres espèces, ce sont pour ainsi dire des fièvres dégénérées et illégitimes, des fièvres peu critiques : *Quartana omnium longissima et tutissima.* Et il est à noter que ces mouvements fébriles se développent souvent spontanément, ou du moins sous le coup de circonstances légères, telles qu'un petit écart de régime, et sans qu'on se soit en aucune manière exposé de nouveau aux miasmes paludéens.

C'est donc dans la saison avancée de l'été et en automne qu'il faut rapporter le foyer principal et la grande origine du génie périodique.

Or, il est digne d'observation que, précisément à cette époque, les fièvres purement intermittentes sont assez rares, et que la plupart sont alors continues rémittentes, au moins dans leur commencement.

Parmi les sujets qui en sont le plus fréquemment atteints, il faut placer en première ligne les douaniers, qui dorment la nuit aux bords des étangs, exposés à l'humidité et aux effluves marécageux. Plus ils sont jeunes, robustes et peu acclimatés, plus ils sont facilement atteints.

Je n'ai vu les caractères de la vraie fièvre continue rémittente nulle part plus fortement dessinés que chez trois douaniers basques postés à Villeneuve. On ne pouvait douter qu'ils n'eussent quitté leurs montagnes depuis très-peu de temps; ils ne comprenaient pas un mot de français. Les exacerbations revenaient le soir ou dans la nuit; elles étaient précédées de frissons, et remarquables ensuite par l'accélération du pouls, l'âcreté de la chaleur, la stupeur, le délire, et même quelques soubresauts de tendons. Une sueur abondante terminait chacune d'elles.

Parmi les malades civils, c'étaient ordinairement des cultivateurs de 18 à 24 ans, arrivés depuis peu de leur pays, des ouvriers maçons ou autres, qui en automne quittent leur métier pour aller vendanger aux environs de Villeneuve, de Mireval, de Frontignan, de Mauguio ou d'Aigues-Mortes. Ils couchent souvent en plein air, boivent des eaux saumâtres à jeun, étant en sueur, ou après avoir mangé des raisins avec excès.

Tout fiévreux qui venait de ces lieux suspects, était atteint de fièvre rémittente, souvent sous l'apparence d'une encéphalite, d'une pneumonie, d'un embarras ou d'une vive douleur à l'estomac et aux hypochondres.

C'est aussi sur ces constitutions novices que la forme continue était le plus prononcée.

Quant aux anciens douaniers et aux autres vétérans de fièvres paludéennes, l'intermittence prédominait généralement. Il semble que l'organisme, plus accoutumé au principe miasmatique, s'en étonne moins, réagit d'une manière moins continue, a plus d'habitude de la périodicité, et permet des rémissions beaucoup plus marquées.

Toutefois chez eux aussi la constitution est plus épuisée, les organes se congestionnant de plus en plus s'altèrent et se modifient profondément dans leurs tissus; la rate, par exemple, s'engorge et s'épaissit, l'économie tout entière contracte une disposition fâcheuse : de-là, les dangers de ces fièvres d'automne prolongées, et souvent des hydropisies, des cachexies, des infiltrations, des anasarques, des engorgements dans les viscères, dans le mésentère.

Ces effets, cette espèce de ruine et de détérioration de l'organisme, à la suite des fièvres rémittentes et intermittentes d'automne, est surtout évidente chez quelques bergers ordinairement venus de la Lozère, qui passent plusieurs années au milieu des effluves marécageux. Ils sont pâles, jaunes, maigres, et quelquefois bouffis et empâtés; la force tonique des tissus est énervée; la constitution sourdement minée depuis long-temps ne réagit que médiocrement. On ne voit pas chez eux pendant les paroxysmes cette face rouge et animée, cette fièvre ardente et énergique qui témoigne de la puissance exaltée de la vie du sang, comme on le voit chez les sujets robustes soumis pour la première fois à l'air des étangs. Chez eux, la rougeur qui colore les joues contraste avec la teinte jaunâtre de toute la face ; la chaleur presque toujours âcre est rarement expansive et halitueuse ; la sueur manque quelquefois tout-à-fait, il semble que le malade se consume dans ses propres vapeurs ; ou bien la matière perspirable, ne pouvant s'exhaler au-dehors en raison du spasme continuel de la peau, se concentre au-dedans et va former des congestions, des collections séreuses, des épanchements dans la tête, dans la plèvre, dans le péricarde, dans l'abdomen, dans le tissu cellulaire sous-cutané et intersticiel. Quelquefois le pouls est sans fréquence ; mais l'état d'accablement, la torpeur, le coma, le délire, qui reviennent par intervalles déterminés, annoncent le génie rémittent de la fièvre et l'imminence du danger.

III.

On a vu que la plupart des fièvres intermittentes de l'hiver et du printemps proviennent de celles de l'été et de l'automne, et que celles-ci sont presque toutes rémittentes à leur début.

Examinons plus particulièrement la pathogénie de ces fièvres.

Il est certain qu'elles sont dues le plus souvent aux miasmes des marais, mais cette condition n'est pas indispensable.

Dans un pays où ces fièvres sont fort rares et où il n'y a pas d'effluves marécageux, j'ai vu un jeune homme robuste qui avait des accès de fièvre pour avoir bu de l'eau d'une fontaine après avoir mangé des cerises.

Des faits semblables sont assez fréquents. L'ingestion inconsidérée de certains fruits, les eaux de certaines sources passent pour les produire; d'autre part, l'exposition à ces miasmes ne suffit pas, puisque bien des personnes vivent au milieu d'eux sans en être infectées. Il faut donc, outre les circonstances externes, une disposition actuelle et particulière du sujet.

Une femme de Villeneuve qui avait avorté depuis peu, à la nouvelle de l'accident arrivé au chemin de fer de Cette, fut prise d'une indigestion qui se convertit en fièvre rémittente avec exacerbations très-prononcées. Il est clair que cette femme n'a dû l'apparition de cette fièvre qu'à l'ensemble des circonstances dans lesquelles elle s'est trouvée. Un infirmier est repris d'accès de fièvre intermittente intense, à la suite d'une brûlure à la main par la vapeur d'un fourneau. Chez un autre malade, les accès s'étaient déclarés à la suite d'une injection de nitrate d'argent dans le canal de l'urèthre. Enfin, des accès qui revenaient sous le type tierce sont venus sous type double tierce, par suite d'écarts de régime d'une malade. En général, le génie périodique étant principalement nerveux, toutes les causes qui affaiblissent les forces nerveuses, comme les travaux immodérés, les chagrins, l'onanisme, prédisposent à ces fièvres.

Il me semble, d'après ces considérations, que le génie périodique de la fièvre rémittente est dû à un trouble spécial de l'innervation, né de circonstances diverses; soit qu'un empoisonnement miasmatique, résultat d'une fermentation impure des eaux et des terres, étonne et stupéfie la nature en portant spécialement son action sur les viscères gastriques, d'où ce dégoût général, ces sueurs, cette inquiétude et ces frissons qui faisaient distinguer par les anciens ces fièvres des marais en *elodes*, *assodes* et *phricodes;* soit que les rosées fraîches, les vapeurs, les bruines et humidités de l'automne, contrastant avec la chaleur du jour, énervent les corps et les prédisposent à de fâcheuses influences, en même temps qu'elles chargent l'atmosphère de divers gaz organiques produits de la décomposition de matières végétales et animales qui abondent à cette époque, telles que les débris des plantes et d'une infinité de petits corps d'insectes putréfiés ; soit qu'il suffise d'un écart de régime quel qu'il soit, comme de l'ingestion d'une certaine quantité d'eau quand le corps est en sueur, ou faible et languissant par un excès de travail, ou incapable d'une digestion régulière ; soit enfin que, sans cause externe appréciable et en vertu d'une mauvaise élaboration des sucs nutritifs, il sur-vienne un concours spécial de conditions internes. Il y a dans l'organisme un trouble subit, et dès-lors des mou-vements fluxionnaires vers les grands centres, avec plus ou moins d'oscillations en sens divers : de-là, ce strictum des anciens, c'est-à-dire ce spasme, ce resserrement de l'épigastre, cette tension aux hypochondres qu'éprouvent les uns, cette constriction aux tempes et autour de la tête qu'ils disent comme entourée d'une ceinture de fer ; ce coma, ce délire quand les parties profondes sont atteintes ; cette fièvre *syncopale* qui éteint presque les mouvements du cœur et des artères, ou qui coupe la voix et suffoque quelquefois le malade ; enfin, ces vives douleurs intestinales, néphrétiques ou lombaires, quand

les mouvements spasmodiques ou fluxionnaires portent
sur les organes inférieurs correspondants. Les malades
accusent eux-mêmes ces mouvements nerveux fluxionnaires. Il me semble, nous disait l'un, que l'on me soulève de bas en haut. D'autres sont pris de vertiges;
d'autres éprouvent un mouvement anti-péristaltique de
l'estomac. Par sympathie, la lèvre inférieure se renverse;
ils ont des nausées, des vomituritions; les aliments, les
boissons sont alors mal tolérés ou rejetés. La vie avec le
sang se retire des parties externes et se porte vers les
parties centrales : d'où la crispation et la rétraction de la
peau, et ce mélange si pénible de froid externe insupportable et d'ardeurs intérieures.

Chez une femme morte dans une violente exacerbation
de fièvre rémittente, nous avons trouvé la voûte à trois
piliers un peu ramollie, les plexus choroïdes transformés
en vésicules séreuses, les cavités du cœur grandement
dilatées, la vésicule du fiel remplie d'une bile abondante
très-noire, la rate en putrilage, et des grumeaux de
sang dans la trompe droite et dans les ovaires; autant
de signes, ce me semble, de congestions internes.

Chez quelques malades pusillanimes ou peu sujets à
des maladies, les accès causent des anxiétés et des alarmes
extrêmes. Nous avons vu un soldat, âgé de 40 ans, livré
à la tristesse la plus amère, serrant la main et faisant
ses derniers adieux à ses camarades; il n'avait jamais été
malade : quelques prises de sulfate de quinine l'eurent
bientôt rassuré. Chez d'autres, au contraire, le bien-
être qu'ils éprouvent pendant la rémission inspire une
sécurité funeste.

Quant à la période de chaleur et de détente, je ne

m'attacherai point à la décrire ; je dirai seulement qu'il y a presque toujours une matière évacuée.

Un douanier n'avait pas eu de sueur pendant les neuf premiers jours de la fièvre ; il fut saigné, émétisé et purgé. Du 13e au 14e jour, il s'établit une sueur très-abondante qui dura toute une semaine, avec un sommeil presque continuel. On prescrivit des pilules avec le camphre, le nitre et le sulfate de quinine. Puis le malade refusant toute espèce de médicament n'acceptait qu'un peu de tisane et de bouillon dans les moments où il sortait de sa torpeur, et se rendormait pour suer encore ; la langue était couverte d'un enduit muqueux très-épais ; les mouches qui couvraient son lit témoignaient de la douceur sucrée de la matière qui s'exhalait de son corps. Cet état ayant duré jusqu'au 21e jour, le malade exprima désormais un vif désir d'aliments, et à l'aide du vin et de la décoction du kina il se rétablit promptement. Supposez que cette matière perspirable, au lieu de s'échapper par la peau, se fût condensée dans quelqu'une des cavités internes, on aurait eu une hydropisie de la tête, de la poitrine ou du bas-ventre. Nous avons vu chez un militaire chaque exacerbation suivie d'une éruption aux lèvres, à la joue, ou vers la racine du nez.

IV.

De tels faits et d'autres semblables ont fait penser qu'en général chaque paroxysme est une espèce d'acte fonctionnel par lequel la nature cherche à éliminer un principe délétère. D'après ces idées, la continuité de la fièvre, de même que la rétention périodique des accès ou des exacerbations, s'expliquerait par la nécessité de chasser, au moyen d'efforts successifs, les restes de cette matière morbifique que les premiers efforts n'ont pas entièrement expulsés. Telle est l'opinion des Stahliens, et en particulier celle de Sauvages.

Bordeu, conséquent à ses idées sur la vie et la sensibilité propres à chaque organe, comparait tout mouvement fébrile à ce qui se passe dans une glande. Chaque fois qu'elle entre en fonction, il y a un moment de spasme et d'éréthisme auquel succèdent la turgescence et l'abord des sucs, et puis la sécrétion et excrétion de la matière.

On peut tirer quelque parti de ces idées. Il est certain que chaque exacerbation paraît éliminer quelque chose par les sueurs, les urines, les éruptions croûteuses, les phlyctènes, les hémorrhagies. Nous avons vu chez deux malades chaque paroxysme accompagné d'une éruption d'aspect urticé ou rubéolique dans la période de la chaleur.

Quelquefois on dirait qu'il y a une sorte d'incubation. Des personnes ne sont atteintes de fièvre intermittente que quelques jours après s'être exposées aux effluves marécageux, et quand elles ont changé de résidence.

Cependant je suis loin de penser qu'il y ait dans ces produits critiques un principe morbifique expulsé, tel par exemple qu'un gaz méphitique paludéen absorbé, dont l'économie se débarrasse en l'enveloppant et le noyant pour ainsi dire dans ses propres excrétions. On peut, dit Hippocrate, juger des maladies internes, d'après les maladies externes, si même toute maladie ne peut pas être considérée comme une grande plaie.

Acceptons cette comparaison. Après une piqûre, n'est-il pas vrai qu'il se forme souvent une inflammation avec sécrétion purulente, bien qu'il n'y ait aucun corps externe à chasser? D'ailleurs, quand une fièvre d'accès s'allume à la suite d'une ingestion d'eau dans l'estomac chargé de fruits verts, il n'y a pas de principe miasmatique à éliminer. Et en général, dans toutes les fièvres dites *spontanées* ou nées d'émotions morales, on peut dire qu'il n'y a point de miasme venu du dehors. Quand une personne est effrayée, elle éprouve un frisson, puis souvent un peu de sueur et quelquefois un relâchement avec évacuation par le bas. Quel est ici le principe à éliminer?

Il est donc permis de considérer les évacuations critiques, non comme l'expulsion d'un principe malfaisant, mais comme un effet, un simple produit de la fièvre elle-même. A la suite d'une cause provocatrice, il y a dans l'économie trouble nerveux, mouvements fluxionnaires, effervescence fébrile ; les accidents, les crises qui surviennent, sont le résultat de cette fièvre et non pas une lutte contre un principe ennemi, car la cause occasionnelle est depuis long-temps effacée.

Je vais plus loin, l'éruption même de la petite-vérole, quoique due à un principe spécifique, ne me paraît pas une simple expulsion du virus introduit. Singulière erreur de la nature qui, pour éliminer une parcelle de virus inoculé, produirait des milliers de parcelles pareilles sur toute la surface du corps ; qui, au lieu de circonscrire et de diminuer l'obstacle, le multiplierait partout ! C'est plutôt une contagion, une propagation, une sorte de fermentation vitale ou de germination, en vertu de laquelle un levain animal , un principe parasite se multiplie dans notre corps , y fleurit et s'y dessèche , détruisant en grande partie notre aptitude à le recevoir de nouveau. Mais ces considérations nous feraient trop sortir de notre sujet.

Quant à cette bile qui languit dans les viscères , à cette pituite plus ou moins crue, à cette atrabile qui s'agite dans la fièvre quarte , tout en avouant ce que ces dénominations des anciens ont aujourd'hui de mal sonnant , on doit convenir que les vomissements bilieux , la gastricité, les engorgements de la rate , prouvent assez la part que prennent à ces fièvres les viscères gastriques.

Et , sans accorder à la nature , comme le fait Sauvages, l'intelligence d'un ouvrier qui se repose pour mieux faire, il faut reconnaître combien serait dangereuse la fièvre rémittente , si elle continuait toujours avec l'intensité qu'elle a dans les moments d'exacerbation. Il est certain, d'ailleurs, qu'il y a des fièvres critiques utiles , dépuratoires. Nous avons vu des accès de fièvre dissiper une jaunisse , une pleurodynie rebelle , mais surtout un état rhumatismal qui avait paralysé les extrémités inférieures chez un soldat. On connaît le mot d'un ancien : « Je ne regarderais aucune maladie comme incurable, si je pouvais exciter à mon gré une fièvre convenable. » La fièvre , en effet , rompt le spasme local et dissémine le mal dans tout le système, *ut morbus per totum corpus dispergatur*, dit Hippocrate. Il suit de-là , qu'on peut considérer les exacerbations comme autant de crises courtes ou partielles , comme une fièvre continue , dont les portions seraient coupées et réparties à divers intervalles. La violence de la cause exalte l'organisme et l'amène subitement à un haut degré de trouble; mais son action est passagère, l'impulsion est rapide et fugace, elle ne maintient pas constamment sur un point les mouvements fluxionnaires, comme il arrive dans les cas où une cause plus matérielle fixe et entretient l'inflammation sur un organe. La fièvre donc, excitée avec violence, retombe assez promptement, sauf à recommencer bientôt quand la cause se répète; soit en vertu des conditions morbifiques externes; soit qu'il reste à l'intérieur une disposition, une susceptibilité facile à mettre en jeu; soit qu'il y ait réellement une matière non encore suffisamment cuite et évacuée.

Que si, au lieu d'agir par intervalles, la cause ne laisse pas de repos, si les assauts se succèdent coup sur coup, ou bien s'ils portent vers un organe important des mouvements fluxionnaires trop énergiques, la fièvre prend le caractère de rémittente pernicieuse.

S'il me fallait classer quelque part l'élément périodique, je le placerais, d'une part, à côté de ces convulsions nerveuses, épileptiques ou hystériques, qu'une émotion, qu'une terreur, qu'un cri suffisent pour exciter avec violence, sans que l'organisme soit fort abattu après l'attaque; et, d'autre part, à côté de ces fièvres gastriques ou bilieuses, où l'élément catarrhal, sous l'influence atmosphérique, affecte particulièrement les viscères abdominaux.

S'il me fallait lui trouver un siége, je le chercherais dans cette innervation viscérale, qui tient le milieu entre la vie du sang et celle de relation.

V.

Des idées précédemment émises découle la thérapeutique de ces fièvres.

Puisque l'accès n'est que la suite d'une modification
nerveuse, d'une impulsion courte, imprimée par la
cause, il est clair qu'un moyen qui aurait la vertu spécifique de tonifier l'innervation suffisamment pour neutra-
liser l'effet de cette cause au moment où elle agira, doit
empêcher l'accès ou en diminuer l'intensité : c'est ce que
font spécialement le kina et ses préparations, et en général, à des degrés divers, tous les amers. Mais il faut
prendre son temps de manière à avoir déjà prémuni
l'innervation avant le renouvellement de ce trouble nerveux : la secousse une fois donnée, l'accès s'ensuit, sans
que le kina puisse désormais l'empêcher, ni même agir
alors sur le paroxysme prochain.

Il ne reste donc plus qu'à livrer l'accès à lui-même,
s'il est modéré, ou à combattre les accidents, s'ils sont
trop intenses, selon la méthode ordinaire du traitement
des fluxions.

Voilà pour les cas où le génie périodique est pur,
essentiel et sans aucune complication grave.

Barthez faisait associer souvent l'opium au quinquina,
soit pour mieux faire tolérer celui-ci, soit pour mieux
agir sur l'innervation. M. le professeur Caizergues combine dans le même but l'extrait de jusquiame blanche au
sulfate de quinine, à la dose d'un tiers de grain d'extrait
de jusquiame, pour 2 grains de sulfate de quinine.
On donne aussi le sulfate de quinine en potion dans le

sirop de diacode , ou en pilules avec le cyanure de potassium.

On comprend que des moyens perturbateurs plus ou moins puissants , donnés avant l'accès , puissent distraire ou modifier énergiquement l'innervation et produire des effets analogues à celui du quinquina et des amers en prévenant l'accès. Ici se rangent une foule de moyens populaires : de fortes liqueurs, des aromates concentrés, une indigestion , l'immersion dans l'eau froide , une vive douleur. On conçoit aussi le danger de quelques-uns de ces moyens empiriques.

Souvent il suffit de se soustraire au milieu miasmatique pour n'avoir plus d'accès , et l'on voit des malades guéris dès qu'ils ont quitté l'air des étangs pour entrer à l'hôpital.

Mais les fièvres rémittentes sont quelquefois beau-coup plus compliquées.

Il arrive que les exacerbations sont associées à une fièvre ataxique ou typhoïde qu'il importe de démêler au début, afin de la traiter convenablement dans le principe ; plus tard, l'élément nerveux et l'élément périodique se combinent et s'aggravent mutuellement, des lésions lo-cales se forment , les forces s'épuisent , et le médecin ne fait plus qu'assister à l'agonie du malade.

Dans ce genre de complications , nous avons vu très-souvent les bons effets du camphre associé au nitre et au sulfate de quinine , soit confondus dans les mêmes pilules, soit donnés alternativement d'heure en heure.

Quoique les exacerbations se soient dissipées , on continue quelque temps encore l'usage de ces pilules, afin de soutenir le mieux du malade et de prévenir de nouveaux accidents.

Quelquefois il faut varier les préparations de l'anti-périodique : on le donne en poudre, en décoction. On en prescrit l'extrait alcoolique ou résine, on associe au kina la crême de tartre ou le sel ammoniac. Souvent le kina en substance conserve des propriétés que le sulfate de quinine n'a point. Dans quelques fièvres graves où il faut à tout prix prévenir le retour de l'accès, on combine dans la même potion la résine de kina avec le sulfate de quinine.

Dans d'autres cas où, en raison de l'irritation gastrique, le sulfate de quinine n'aurait pas été toléré par l'estomac, on le donne en lavement, ou bien on l'applique à la peau ; sur la plaie d'un vésicatoire, d'après la méthode endermique ; mais on a eu recours à ce dernier moyen assez rarement.

L'infusion d'ipécacuanha et d'écorce d'oranges amères, donnée par cuillerée comme altérant, paraît douée d'une propriété anti-fébrile ; elle est quelquefois employée avec succès.

La potion anti-émétique de Rivière, donnée au commencement de l'accès et plusieurs fois répétée, réussit aussi.

Chez les sujets jeunes et robustes, l'état inflammatoire complique fréquemment la fièvre rémittente ; ce qu'indiquent la turgescence et la rougeur de la face, la céphalalgie, la force et la plénitude du pouls. Une saignée calme alors l'effervescence de la fièvre et assure le succès ultérieur du spécifique.

Quand le génie rémittent se cache sous la forme d'une encéphalite aiguë, d'une pneumonie alarmante, on doit remplir au préalable l'indication qui résulte de l'urgence des symptômes. Mais il ne faut pas chercher à éteindre par des saignées répétées la prétendue inflammation des méninges, des plèvres ou du poumon; car les saignées n'empêcheront pas les exacerbations de revenir avec tout leur cortége redoutable. Cette aberration des forces nerveuses qui agit dans le type rémittent, persistera et amènera de nouvelles congestions tant qu'il restera un peu de sang et de vie. Les émissions sanguines répétées débiliteront le malade en pure perte, le conduiront à l'anémie ou le plongeront dans une fièvre de mauvais caractère, si même il ne périt pas dans les premières exacerbations.

Mais si, prévenu du caractère essentiellement rémittent de la fièvre, après avoir satisfait aux premières indications, on administre le spécifique en temps opportun, cet état alarmant disparaît et le malade lui-même est surpris de se voir si promptement guéri. La connaissance de la constitution régnante et du lieu qu'habitait le malade, peut fournir dans ces cas des données utiles.

La complication gastrique et bilieuse n'est pas moins fréquente; elle est annoncée par les vertiges, les nausées, la sensation de poids à l'épigastre, la tension des hypocondres, l'amertume de la bouche et la saleté de la langue, qui est d'un blanc mat, uni. Un émétique donné dans ces cas amène ordinairement des vomissements verdâtres copieux, imprime aux viscères gastriques une secousse avantageuse et simplifie singulièrement la maladie.

Très-souvent, le jour où l'émétique est donné, il y a perturbation dans l'accès, qui est ou plus intense, ou plus avancé, ou presque nul.

Un julep avec quelques gouttes de laudanum est ordinairement administré le soir après l'émétique. Il convient dans ce cas, dit M. le professeur Broussonnet, de même qu'après certaines opérations chirurgicales, pour calmer le trouble de l'innervation.

La thériaque à la dose d'un demi-gros ou d'un gros dans du vin ou de l'eau de fleurs d'oranger, est également donnée souvent par M. Broussonnet. Elle agit particulièrement, en relevant les forces, dans l'empoisonnement miasmatique des marais, et rien ne paraît remplacer ce vieux et célèbre médicament. Il doit ses vertus aux cordiaux et aux sédatifs qui le constituent principalement.

Dans les cas de chaleur âcre continue, avec exacerbation vive le soir, on a souvent appliqué quelques sangsues à l'épigastre, qu'on répétait après midi, dans le but de modérer les mouvements qui ont le centre gastrique pour point de départ.

On met des sangsues derrière les oreilles, quand la tête semble trop congestionnée.

La décoction de fleurs d'arnica, les pédiluves sinapisés dissipent la céphalalgie, qui persiste quelquefois après la cessation des paroxysmes et pendant la convalescence.

Quand le malade entre à l'hôpital, déjà affaibli par l'âge ou par la longueur de la fièvre, on se garde de diminuer par la saignée un sang déjà trop appauvri ; on tâche, au contraire, de relever et de reconstituer les forces radicales au moyen du vin, des bouillons consommés et des toniques analeptiques, sans négliger l'indication plus ou moins urgente du spécifique.

Enfin, dans les cas de paresse intestinale, d'empâtement des viscères et de gastricité entretenue par le défaut des évacuations alvines, on donne de légers purgatifs toutes les fois qu'on le peut sans crainte de réveiller les accès.

Que si, au lieu des précautions énumérées ci-dessus, et sans tenir aucun compte des complications, on administre à contre temps ou avec obstination et à trop haute dose le kina ou ses préparations, quand le système n'est pas convenablement préparé, le succès en est incertain ; ou bien on n'arrête les accès qu'en les faisant dégénérer en une maladie plus grave. Le désir excessif de couper au plus tôt les accès de fièvre fait commettre des fautes souvent irréparables.

Il est des sujets chez lesquels, tous les moyens ayant été épuisés, le changement de climat peut seul modifier la constitution et détruire la disposition aux récidives de la fièvre.

Tels sont les principaux moyens que nous avons vu employer contre le génie périodique intermittent et rémittent des fièvres de l'été et de l'automne. Nous citerons plus loin quelques observations.

COUP·D'OEIL SUR L'ANNÉE MÉDICALE,

depuis la fin de Septembre 1843 jusqu'à la fin de Septembre 1844.

I.

ÉTAT DE L'ATMOSPHÈRE PENDANT CETTE ANNÉE.

Les fortes chaleurs qui s'étaient élevées vers la fin d'août 1843, s'éteignirent sous les pluies orageuses de septembre. Le mois d'octobre fut assez beau : les nuits étaient d'une pureté parfaite , des brumes basses et fort humides couvraient la terre le matin et se dissipaient ensuite sous les feux du jour. Le vent qui tourna souvent au nord-est , détermina quelques journées froides ; du 23 octobre au 6 novembre, il passa au sud et amena des pluies douces , assez abondantes.

Vers le 7 novembre (époque de la pleine lune) , les vents du nord reprirent le dessus et ne cessèrent de souffler presque tout l'hiver. Cette saison fut très-sèche ; c'est à peine si dans l'espace de plus de trois mois (du 7 novembre au 18 février) il y eut sept à huit jours pluvieux. La température qui était assez douce sous le vent du nord-ouest, devint parfois très-froide sous le vent du nord-est, et le ciel se couvrit souvent de nuages épais. Dans la nuit du 31 janvier au 1er février (pleine lune le 2 février), le vent fut si violent qu'il abattit beaucoup de tuyaux de cheminée; les rues étaient jonchées de débris de vitres. Ce vent s'étant calmé, il s'ensuivit quelques jours de pluie et de neige. Le reste de février et le mois de mars furent variables, un peu brumeux, mais assez doux; il y eut quelques pluies légères.

Au mois d'avril, on compta quatre jours pluvieux; au mois de mai, onze jours. Le 3 mai et le 2 juin (chaque fois vers l'époque de la pleine lune), il y eut orage avec pluie torrentielle; puis beau temps, un peu frais jusqu'au 10 juin.

Le 12 juin (1), la chaleur éclata tout-à-coup. A certains angles de rue, on sentait des courants d'air si chauds qu'ils semblaient sortir d'une fournaise. Le thermomètre centigrade marqua 35° à l'ombre, et de 46 à 50° au soleil. Le 18, pluie orageuse qui ramena la fraîcheur. Le 25, nouvel orage très-violent, avec grêle et pluies abondantes. Pendant les mois de juillet, d'août et la première moitié de septembre, beau temps continuel, nuits très-pures, parfois un peu de brume le matin; chaleur généralement très-modérée.

Ainsi, automne assez beau, quoiqu'un peu frais, et parfois humide et brumeux; hiver sec et froid; printemps variable; été beau et fort tempéré : telle fut la constitution atmosphérique de cette année.

---

(1) C'est l'époque où les anciens commençaient leur été.

II.

Fièvres malignes ou typhoïdes.

La constitution médicale de l'automne, née des chaleurs et des pluies d'orage de la fin de l'été, se fit remarquer par un caractère catarrhal, muqueux, quelquefois bilieux, souvent rémittent et insidieux.

Parmi les maladies qui s'offrirent à cette époque, nous devons signaler en premier lieu ces fièvres graves généralement appelées *fièvres malignes*, *ataxiques* ou *typhoïdes*. Quoiqu'elles portent un nom commun, elles sont loin d'avoir dans chaque sujet et à chaque saison les mêmes caractères, et de présenter les mêmes indications ; et ce serait singulièrement s'abuser que de croire qu'il faut employer dans tous les cas le même traitement.

Examinons donc ce que c'est que la malignité.

D'abord, nous ferons remarquer avec Bordeu que la fièvre maligne contient le germe de toute sorte de maux et de symptômes les plus fâcheux, sans qu'aucun d'eux, considéré à part et isolément, constitue essentiellement cette fièvre et en soit le signe propre.

Ainsi, il est certain que le système nerveux est affecté dans cette maladie ; les spasmes, les douleurs vagues, les convulsions le prouvent assez. Cependant ces symptômes ne suffisent pas pour la caractériser ; car une personne peut être atteinte de spasmes, de vapeurs, d'hystérie, sans qu'elle ait pour cela une fièvre maligne.

L'assoupissement, le délire, les saignements de nez,

les épanchements de sang dans la cavité crânienne, les altérations du cerveau ou des méninges indiquent bien que ces organes sont lésés dans cette fièvre. Mais un homme qui, à la suite d'un coup reçu à la tête, ou d'une commotion cérébrale, est frappé de méningite ou d'encéphalite, n'a pas pour cela une fièvre maligne.

Il y a souvent tension à l'épigastre, météorisme, sensibilité extrême du bas-ventre, vomissements, diarrhée ; et pourtant une péritonite, une colique bilieuse ou nerveuse, un état cholérique sont autre chose qu'une fièvre maligne.

Les maux de gorge, l'anxiété dans la respiration, les douleurs dans les côtés, très-fréquentes dans cette fièvre, indiquent l'embarras, quelquefois extrême, des organes de la poitrine. Mais une simple pneumonie ou pleurésie ne constitue point une fièvre maligne.

La sécheresse et l'ardeur brûlante de la peau, les sueurs irrégulières, les éruptions de toute espèce qui s'offrent souvent alors, ou bien l'état inerte, froid et sans vie de l'organe cutané, le sang qui s'y extravase, les escharres, les *sudamina*, démontrent un grand trouble dans les fonctions de cet organe ; mais plusieurs de ces symptômes peuvent exister sans que cela suppose une fièvre maligne.

Enfin, la faiblesse y est souvent extrême, comme dans la phthisie ; les humeurs altérées, comme dans le scorbut ; les sécrétions de la bile ou de l'urine viciées, comme dans l'hydropisie, la jaunisse. Et néanmoins, ces diverses affections peuvent exister sans constituer une fièvre maligne.

Ainsi, dit Bordeu, tantôt cette fièvre se cache sous

l'apparence d'une simple incommodité ; tantôt elle imite et joue, pour ainsi dire, la santé la moins suspecte ; tantôt elle semble présenter dès crises heureuses, qui sont d'autant plus funestes qu'elles semblent plus favorables. Elle est un assemblage informe de presque tous les maux, un dérangement composé de celui de la plus grande partie des organes, une sorte de délire de la nature et le plus dangereux écueil de l'art.

C'est qu'en effet, la malignité dépend d'un état essentiel et spécial, qui peut tantôt exister par lui-même, tantôt se joindre à toute autre espèce de fièvre (inflammatoire, bilieuse, gastrique), ou à toute autre maladie, à titre de complication. Elle consiste dans une lésion dynamique, ou perversion des forces, qui amène une cessation des sympathies et des synergies normales, domine les lésions organiques, et peut aller jusqu'à tuer directement avant qu'aucune lésion matérielle appréciable se soit formée, comme on en voit des exemples dans les grandes épidémies.

Ce qui prouve cette dissolution de l'harmonie vitale et des rapports réciproques des forces, c'est que souvent la langue est rôtie, et il n'y a point de soif ; la chaleur extérieure est modérée, et le malade accuse une ardeur brûlante ; le pouls est bon, la respiration est bonne, l'urine est belle et le malade meurt. (*Pulsus bonus, urina bona, æger moritur.* Hippocr.)

Ce défaut d'accord, cette désunion dans le *consensus* des forces, explique comment il y a dans cette fièvre un peu de tout, mais rien de précis ni de régulier ; des lésions graves dans les fonctions d'un organe, tandis que le reste du système y prend à peine part ; des essais

partiels de crise, auxquels l'ensemble du système ne
concourt pas ; de là enfin toutes les formes , toutes les
manifestations si diverses , si irrégulières, que peut prendre cette maladie.

C'est donc à tort que nous chercherions la fièvre typhoïde dans la lésion de tel organe ou de tel tissu en particulier, comme l'ont fait Chirac , qui n'y voyait que des
méningites, et des auteurs modernes, qui n'y ont vu que
des *gastro-entérites* ou des *dothinentérites*, d'où leur
traitement anti-phlogistique et local. Quelquefois sans
doute ces inflammations existent ; mais ce n'est pas là ,
c'est dans un désordre profond du système des forces
qu'il faut chercher l'état ataxique.

III.

A quelle cause faut-il attribuer ce grand désordre,
cette espèce de rupture et de dissolution du *nexus* vital ?

La fièvre maligne est ordinairement l'effet de plusieurs
causes réunies, qui, tiraillant la nature à la fois en sens
divers, distraisent et ruinent simultanément les forces
réparties dans différents organes. Ainsi, de longues con-
tentions d'esprit, en même temps que des privations,
ou des fatigues physiques, ou des excès vénériens; des
écarts de régime au moment où l'organisme déjà malade
s'occupait d'un autre travail qui nécessitait toutes ses
forces ; un dérangement trop continu dans la succession
naturelle des fonctions, comme la veille et le sommeil
long-temps intervertis ou trop prolongés; des indiges-
tions souvent répétées; le défaut d'exercice et l'alimentation trop abondante chez des personnes naguère actives

et mal nourries ; enfin , un changement total , subit et
non ménagé dans les habitudes , le régime et le climat ;
les passions tristes et les influences morales : voilà autant
de causes qui détruisent l'équilibre et l'harmonie des
forces , surtout quand elles coïncident avec une constitution de l'air catarrhale , humide , passant brusquement
du froid au chaud.

Ainsi, la fièvre maligne est souvent préparée de loin,
et résulte de plusieurs incommodités qui, depuis long-
temps, minaient en détail les forces réparties aux divers
organes. D'abord, cette détérioration du système n'est
pas bien sensible. Les sujets ont l'air de se bien porter,
leurs forces *agissantes* semblent être en pleine vigueur ;
mais le fond est affaibli, les forces *radicales* sont épuisées
ou perverties. Une occasion souvent très-légère allume
enfin la fièvre ; il s'ensuit les accidents les plus dangereux, qui sont disproportionnés avec la petitesse de la
cause apparente ; parce que, quand la maladie éclate,
il n'y a plus ce concours général, cette entente har-
monique de tout le système, nécessaire pour établir la
série des actes médicateurs et amener une solution avantageuse.

C'est ce qui explique la fréquence de cette maladie
chez de jeunes soldats qui arrivent de leurs foyers forts
et robustes. Le regret du pays , le changement d'habitudes et de climat , une alimentation peut-être meilleure et
le peu de travail qu'ils ont à faire, déterminent chez eux
cette fièvre redoutable ; car c'est principalement parmi
eux qu'elle sévit, et l'on voit assez peu d'anciens soldats
qui en soient atteints. Nous citerons plus loin une
observation de fièvre maligne chez un sergent du Génie,

qui, dans l'espoir d'un prochain avancement, avait passé sept nuits sans sommeil, occupé à tracer des plans, après avoir travaillé tout le jour dans les mines.

IV.

C'est d'après les vues qui viennent d'être exposées sur la nature de la fièvre maligne, que le traitement a été dirigé.

Et d'abord, il se peut que la faiblesse et l'accablement du malade ne soient que relatifs; qu'une congestion sanguine, qu'une inflammation locale tienne les forces en échec, simule une prostration complète, et détermine même des soubresauts de tendons et d'autres accidents nerveux. Alors une saignée, quelques sangsues amènent une réaction; le pouls, d'abord petit et serré, s'élève et se développe; ce qui montre qu'ici les forces étaient *opprimées* et non *résoutes*. Distinction importante à faire; car il faudrait se hâter de fermer la veine, si, après l'avoir ouverte, le pouls, au lieu de s'élever, se déprimait davantage.

Parfois c'est un état gastrique, bilieux, qui produit l'oppression ou complique la fièvre; alors, d'après Stoll, un émétique est le meilleur tonique.

Une fièvre catarrhale nerveuse qui porte vers la tête, peut produire une sorte de stupeur et faire croire à une fièvre typhoïde; des sueurs, des épistaxis la dissipent.

Nous avons vu l'état ataxique simulé par une affection vermineuse et par un épanchement séreux à la tête. On comprend combien les indications sont différentes selon ces différentes circonstances.

Il y a des cas où la perturbation nerveuse porte spécialement sur les forces gastriques : de là des spasmes violents de l'estomac , et des vomissements continuels, immodérés , cholériques. Ce n'est point alors un état gastrique qu'il faut combattre, mais une perversion de l'élément nerveux qui tend à passer rapidement à la complète dissolution des forces et à ces déjections par le haut et par le bas de sang dissous et atrabilaire qui en sont un des principaux signes. Ici donc il faut employer le plus puissant des toniques, la glace, long-temps continuée à l'intérieur, avec diète absolue et abstinence de toute boisson, ou bien de la forte limonade glacée, donnée à très-petites doses. Nous avons vu administrer avec succès la potion de De Haën, où entrent le sirop de limon, les yeux d'écrevisse, l'éther et le laudanum. L'opium, en émoussant la sensibilité pervertie et en allumant une fièvre qui résout le spasme, est également utile.

Il n'est pas besoin de faire observer combien ces moyens seraient dangereux si les vomissements dépendaient d'un état inflammatoire des viscères gastriques.

Il faut encore se garder de donner l'opium ou le sirop de diacode, s'il y a des signes de congestion ou d'inflammation cérébrale, bien que ces moyens puissent être employés avec avantage, quand l'état comateux tient à un état spasmodique du cerveau.

Il existe une sorte d'empoisonnement par des effluves délétères ou des miasmes pernicieux, caractérisé par une sorte de langueur et de sentiment de défaillance, contre lequel conviennent les excitants, les cordiaux, les échauffants, les sudorifiques (esprit de Mindérérus, acétate d'ammoniaque, vin aromatisé, thériaque, confection d'hyacinthe, etc.). Dans ces cas, la nature elle-même donne aux malades le désir de substances fortes. Mais ces excitants, bons au début, quand le principe miasmatique flotte encore librement dans l'organisme (selon l'expression de Grimaud), seraient nuisibles dans la suite, quand la fièvre est décidément allumée. C'est contre cette pratique, exagérée par les anciens dans les fièvres malignes, que Sydenham s'est tant élevé.

V.

Nous venons de signaler quelques-uns des états qui pourraient se lier à la fièvre ataxique ou se confondre avec elle, et nous avons rappelé les principales indications à remplir dans ces cas. Passons maintenant au traitement de la fièvre ataxique elle-même.

Dans la période d'éréthisme ou période nerveuse proprement dite, il faut d'abord recourir aux émollients et aux tempérants. Dans le but de détourner les mouvements fluxionnaires des points menacés, on emploie les attractifs-révulsifs d'abord les plus doux : cataplasmes émollients aux pieds, pédiluves, fomentations émollientes, lavements émollients. S'ils ne produisent pas un effet suffisant, il faut recourir à des révulsifs qui soient un peu plus forts : cataplasmes vinaigrés, sinapisés ; sinapismes aux coudes-pieds, aux mollets, aux coudes, aux genoux. Les sinapismes placés près des articulations ont plus d'action en raison des sympathies de ces parties avec les grands centres de vitalité. Il faut avoir soin de les retirer dès qu'il y a un commencement de rubéfaction, de peur que, laissés trop long-temps, il

ne s'ensuive des escharres et des suppurations interminables.

Les vésicatoires sont préférables à tout autre révulsif
dans le moment où cesse la période d'irritation et où
commence celle de faiblesse, surtout quand il y a menace
de fluxion séreuse. Ils ont un effet plus durable, tandis
que les sinapismes ont une action vive, mais momen-
tanée (1).

L'emploi de ces moyens doit être gradué, de manière
à appliquer d'abord des attractifs-révulsifs, c'est-à-dire
placés loin du lieu fluxionné, et plus tard, si les premiers ne suffisent pas, les attractifs-dérivatifs, c'est-à-
dire placés plus près du lieu fluxionné (2).

Mais il ne faut pas oublier que les révulsifs énergiques
sont contre-indiqués quand il y a trop d'irritation ou que
l'état inflammatoire prédomine. Ils provoqueraient une
réaction générale qui retentirait sur l'organe malade, et
y amèneraient une congestion de plus en plus forte.

Le musc et le camphre sont des anti-spasmodiques
diffusibles, qui décentralisent les fluxions nerveuses et

---

(1) M. le professeur Broussonnet pense qu'il y a dans les
vésicatoires-cantharides une substance animale, véné-
neuse, qu'on ne remplace pas par l'action des sinapismes,
et en vertu de laquelle ils transportent et appellent le travail morbifique sur la partie qu'ils ont pour ainsi dire
empoisonnée.

(2) M. le professeur Broussonnet prescrit, dans le même
but, des ventouses scarifiées et des sangsues répétées à
l'épigastre; il considère le centre épigastrique comme un
des puissants centres de vie et comme le point principal
d'où partent les fluxions.

les dissipent *(ità ut per totum corpus morbus disperga-tur)*. Ils doivent être administrés dans la période nerveuse. Le musc, qui est le plus fort anti-spasmodique connu, convient dans les cas de ridigité pour ainsi dire tétanique et de constriction à l'épigastre avec pouls serré. Le camphre convient spécialement quand il y a spasme de la moelle et de l'origine des nerfs, se manifestant par les soubresauts des tendons, le tremblement des membres. En résolvant cet état de spasme, il prévient les congestions sanguines qui pourraient en être la suite. Mais quand la congestion est déjà établie, le camphre est contre-indiqué, car il pourrait l'aggraver.

En effet, quoique une inflammation locale ne soit pas l'état essentiel de la fièvre typhoïde, il arrive que les spasmes fixés dans les grands centres nerveux y appellent des mouvements fluxionnaires qui les engorgent, et par suite des inflammations partielles, des gangrènes, des suppurations qui demandent un traitement local. Il faut alors recourir aux attractifs-évacuants : sangsues derrière les oreilles, ventouses scarifiées, et même saignée de la temporale, quand la congestion est sanguine. Si la congestion est séreuse, on prescrit des vésicatoires derrière la nuque, le tartre stibié en lavage, des pilules avec le mercure doux, en ayant soin que ce dernier n'excite pas la salivation.

Souvent dans le courant de l'automne dont nous parlons, une fièvre rémittente compliquait la maladie. Il faut donc surveiller avec le plus grand soin le retour des exacerbations, les intervalles de rémission et leur régularité. Le sulfate de quinine doit être prescrit le plus loin possible du retour de l'exacerbation. Quand il y a trop d'irritation, on peut donner la préférence à l'extrait alcoolique de kina avec le sel d'absinthe ; il provoque des évacuations alvines , et ne convient pas s'il y a diarrhée. Les frictions avec la teinture de kina sont également utiles , si l'irritation intérieure est trop grande.

Quelquefois c'est la fièvre intermittente qui tient sous sa dépendance l'état ataxique , ou qui revêt cette forme ; alors l'anti-périodique dissipe promptement tous les symptômes ; il simplifie la maladie , si les accès n'existent qu'à titre de complication. On peut remplir une double indication en associant au sulfate de quinine le camphre et le nitre.

VI.

Dans la dernière période , quand l'adynamie se prononce , qu'elle se manifeste par la couleur d'un rouge vineux de la face , par la tendance à la gangrène , par la sortie d'un sang noir et dissous , qui paraît au nez , à la langue , aux gencives , il faut s'abstenir de tous les topiques irritants (vésicatoires , sinapismes) qui pourraient déterminer des escharres gangréneuses. En effet , les forts excitants développent l'action et détruisent l'énergie; ils élèvent les forces agissantes et dissipent les forces radicales. Quand il y a faiblesse , les excitants sont le pire des remèdes , dit Stoll ; il faut alors des toniques. On a donc recours aux moyens propres à combattre l'état septique : camphre , ratanhia , serpentaire de Virginie , limonade minérale , kina , vin surtout , le meilleur des toniques , qui nourrit , calme , rafraîchit le malade et arrête le progrès de la consomption fébrile.

Dans les fièvres malignes , le malade peut arriver à un

état extrême de faiblesse sans qu'il faille en désespérer. Rien n'est plus vrai que cette règle appliquée à ces fièvres : *Spera infestis, metue secundis.* Arrivée à ce terme, la vie n'est plus, pour ainsi dire, qu'une étincelle que l'art entretient, qu'il empêche de s'éteindre ; puis il l'excite peu à peu et la fortifie au moyen des stimulants, de légers excitants, des toniques, des analeptiques, à chaque instant renouvelés.

Lorsque la crise est faite, et que la cessation de la maladie s'annonce par la chute définitive de la fièvre, le bien-être général du malade et le rétablissement de l'harmonie des fonctions, on peut suspendre tous les remèdes. Il importe alors de tonifier et de nourrir, sinon les convalescences sont interminables ; mais il faut le faire avec beaucoup de mesure et de précaution. Des bouillons consommés, des gelées de groseille, de coings, des gelées de viande, de la limonade vineuse, quelques biscuits dans du vin ou du chocolat, des crêmes de salep, de sagou, des œufs frais : tels sont les principaux aliments analeptiques qui peuvent être donnés, et pour le choix desquels il faut consulter le goût du malade, sans trop accorder à son appétit ou à ses désirs souvent déraisonnables.

A la suite des fièvres malignes, dans les cas d'épanchement, une diarrhée modérée peut être utile. Il en est de même des écoulements séreux des oreilles, qui sont souvent critiques ; mais quand ils traînent trop en longueur et ne sont plus entretenus que par une sorte d'habitude fluxionnaire, il convient de les arrêter. L'otorrhée cède ordinairement aux injections émollientes dans l'oreille, à un vésicatoire appliqué aux bras.

Quelquefois les dégradations organiques consécutives sont si graves, que quoique la fièvre essentielle se soit dissipée, le sujet ne se rétablit pas, à cause des collections séreuses ou purulentes dans les cavités, ou des dégénérescences et ulcérations des intestins, qui entretiennent des diarrhées continuelles. Alors ces désordres organiques sont devenus la maladie principale ; et c'est contre eux qu'il faut diriger la médication.

Tel est le plan de traitement que nous avons vu appliquer contre les fièvres typhoïdes. Il y en eut environ 23 cas dans le courant de l'automne.

Disons maintenant quelques mots des autres affections qui s'offrirent sous la même constitution.

VII.

Dans les mois d'octobre et de novembre, les fièvres rémittentes prédominèrent spécialement chez les malades civils. Cette circonstance s'explique par la quantité de personnes souvent étrangères aux travaux de la campagne, ouvriers et travailleurs de toute espèce, qui vont alors vendanger dans des lieux voisins des étangs, exposés aux miasmes marécageux. Il est à croire que la fraîcheur des nuits alternant avec la chaleur du milieu du jour, et les brumes basses et humides du matin, favorisaient le développement de ces fièvres. Il faut joindre à ces causes les pluies tombées en septembre, qui avaient profondément détrempé le sol, et entraîné dans les lieux bas de la vase, du limon et des débris organiques de tout genre. Le temps sec et froid de la fin de l'automne dissipa rapidement les conditions atmosphériques qui ali-

mentaient les fièvres rémittentes. Nous en avions compté
49 cas en octobre et 23 en novembre, il ne s'en présenta
que 2 cas en décembre. Nous avons parlé ailleurs du
traitement de ces fièvres.

Les fièvres proprement intermittentes s'offrirent aussi
en grand nombre.

Aux mois de septembre et d'octobre, après que les
accès étaient arrêtés, il restait aux malades une céphalalgie opiniâtre. Cet état nerveux ou congestif de la
tête fut combattu au moyen de la décoction de fleurs d'arnica, qui agit alors soit à titre de résolutif, soit par une
vertu anti-périodique spécifique qui paraît lui appartenir
et qui le faisait appeler par Stoll le kina des pauvres.
Des pédiluves sinapisés, des sangsues appliquées derrière
les oreilles, des apéritifs, de légers purgatifs furent également employés. Un bon nombre d'otorrhées à la suite
de la fièvre parurent servir de crise. Chez plusieurs sujets,
la fièvre fut suivie d'une assez longue toux.

Vers la fin de l'automne, sous l'influence d'un temps
sec et beau, la fièvre intermittente non compliquée
cédait facilement. Souvent alors, comme au printemps,
un simple vomitif arrêtait les accès.

Chez un sujet, la fièvre intermittente était symptomatique d'un vaste épanchement purulent dans la plèvre
gauche. Le malade, âgé de 19 ans, sortit de l'hôpital
et y rentra plusieurs fois, tour à tour en proie à la fièvre intermittente, à la toux, à la diarrhée, servant
d'infirmier dans les intervalles de répit, mais marchant
toujours vers une consomption évidente. Il mourut après
sept mois de maladie, au début d'un accès.

Dans des circonstances de ce genre, la fièvre intermittente étant sous la dépendance d'une altération organique à peu près incurable, il serait au moins inutile, sinon dangereux d'insister sur l'anti-périodique. Morton, dans son traité de la phthisie, fait observer que la fièvre consomptive prend vers la fin cette forme intermittente.

VIII.

Au mois d'octobre il y eut de nombreux cas de jaunisse ; plusieurs fièvres se terminèrent par des symptômes ictériques (1).

Un de ces malades, ouvrier robuste, était remarquable par la teinte noirâtre de la peau. L'ictère s'était déclaré à la suite d'une violente colère concentrée. On sait que les fortes passions retentissent principalement sur le centre épigastrique ; aussi l'ictère aigu est-il fréquent chez les jeunes gens.

Ces ictères furent traités selon la nature de l'affection dont ils étaient le symptôme. La tisane de chiendent

---

(1) M. le professeur Broussonnet regarde l'ictère comme une sorte d'hémorrhagie cutanée, qui souvent, et dans la fièvre jaune en particulier, coïncide avec d'autres hémorrhagies par le nez, par la bouche, par l'anus. La jaunisse, de même que l'ecchymose, laisse long-temps après soi sur la peau une teinte jaune, reste de l'hémorrhagie, bien que l'affection aiguë ait cessé et que les urines soient redevenues claires. Quelquefois, à la fin de la maladie, la peau se desquame avec un prurit particulier, de même que dans certaines maladies exanthématiques.

nitrée, du café de pois-chiches avec 5 à 10 décigram. de magnésie par jour, la limonade végétale éthérée, la décoction du café cru, le petit-lait, quelques gouttes de copahu, la crème de tartre avec le suc de citron, du lait cru pour aliment, des bains savonneux, quelques purgatifs : tels furent les principaux moyens employés. Dans un cas où l'hypocondre droit était tendu et douloureux, on appliqua des sangsues sur cette partie; dans un autre, l'emplâtre mercuriel de Vigo; quelquefois des sangsues à l'anus. Ainsi, le traitement variait selon les indications.

Nous devons rappeler, à titre de signes que peuvent fournir les symptômes cutanés, pour faire juger des maladies internes, un cas dans lequel à la teinte ictérique de la peau succéda une hémoptysie mortelle, avec épanchement de sang dissous dans les poumons et les intestins. Chez un autre sujet, des taches cutanées, désignées par les auteurs sous le nom d'*ecchymoma cachecticum*, coïncidèrent avec une diarrhée que rien ne put arrêter. A l'ouverture du corps, l'épiploon présenta un pouce d'épaisseur; il était tout farci, ainsi que les parois intestinales et les poumons, d'innombrables tubercules miliaires rougis par du sang en dissolution.

Il y eut aussi en automne quelques érysipèles. Ceux qui affectent la tête, bien que débutant par des symptômes graves, et même accompagnés de délire, sont peut-être moins dangereux que ceux qui se portent sur les extrémités inférieures, et qui souvent attaquent les articulations, décollent les tendons et les muscles et frappent de mort le tissu cellulaire et aponévrotique.

Toutefois, l'apparition d'un érysipèle qui porte et fixe

au-dehors les mouvements fluxionnaires, est parfois de bon augure, et peut arrêter au début une fièvre grave. Il faut s'abstenir de tout topique émollient ; un vésicatoire appliqué sur les parties affectées produit souvent un bon effet. On doit traiter d'ailleurs la fièvre concomitante selon les indications relatives à son espèce.

Nous ne citerons que pour mémoire un grand nombre de fièvres catarrhales, inflammatoires ou gastriques généralement assez simples, et quelques autres affections avec fluxion modérée sur une partie du corps, telles que des otites, des stomatites, quelques angines, des pleurodynies, etc., qui s'offrirent en automne. Plusieurs de ces affections s'annonçaient d'abord par des symptômes inquiétants. Elles étaient encore à l'état d'invasion, c'est-à-dire dans ce moment important où les mouvements fluxionnaires qui s'élèvent, menacent tous les organes à la fois, sans en affecter encore aucun d'une manière bien décidée. C'est alors que des moyens actifs employés convenablement, une saignée, des sangsues, un émétique, des sudorifiques, quelques révulsifs, en donnant à la nature une impulsion heureuse, enlèvent, pour ainsi dire, la maladie qui se prépare, et dissipent dans sa naissance tout cet appareil morbifique. Plus tard, quand la fièvre, s'étant décidément constituée, a altéré les humeurs et les solides, ou quand un organe important est devenu le terme fixe des mouvements fluxionnaires, le travail curateur n'est plus aussi facile ; il faut attendre la coction et la crise.

IX.

CONSTITUTION MÉDICALE DE L'HIVER.

Nous avons dit quel avait été le caractère insidieux des fièvres graves, nées sous la constitution médicale de l'automne. Presque toujours cette époque de l'année est féconde en maladies ataxiques. Cela tient, en partie, à ce que, le solstice d'automne amenant de grandes perturbations dans l'état atmosphérique, la nature n'a, pour ainsi dire, pas d'assiette fixe. Les brusques alternatives de froid et de chaud refoulent et attirent tour-à-tour les mouvements en sens contraire; le dynamisme, continuellement distrait de ses fonctions, fait un effort de ralliement perpétuel : de là naissent le trouble et le spasme, et cette altération dans les sympathies et les synergies des organes qui tend à établir la malignité.

La constitution atmosphérique de l'hiver eût un caractère plus constant; le froid et la sécheresse, qui régnèrent d'une manière à peu près continue, changèrent entièrement la nature des maladies, et déterminèrent un autre mode d'affections. Ainsi, les fièvres malignes furent plus rares; les diarrhées, les dysenteries ne se montrèrent presque plus; mais, sous l'impression d'un froid vif et sec, on vit se développer des rhumatismes aigus, des fluxions de poitrine graves et quelques affections cérébrales avec état inflammatoire prédominant.

C'est sur des jeunes gens, chez lesquels la vie du sang est prompte à s'exalter, ou sur des personnes encore robustes et dans toute la vigueur de l'âge, que ces maladies se montraient avec le plus d'intensité. L'invasion

était ordinairement brusque et rapide ; les causes le plus
souvent accusées étaient un refroidissement, l'exposition à
l'air au sortir d'un lieu chaud. Chez un ouvrier âgé de 24
ans, une violente colère, à l'issue d'un bal, fit éclater une
affection cérébrale des plus graves. Chez quelques sujets,
il n'y avait aucune cause occasionnelle connue ; la maladie
s'était déclarée spontanément. Ce n'est pas que dans ces
cas spontanés l'affection n'ait dû être préparée par des
causes antérieures ; on veut dire seulement qu'en vertu
de modifications intimes qui nous sont inconnues, le
système vivant *conçoit* et développe tout-à-coup une
maladie dangereuse, qu'aucune circonstance antérieure
ne semblait avoir provoquée, mais qui ordinairement est
dans le caractère de la constitution régnante.

Frisson général, douleurs vagues dans les lombes,
sensation de brisement dans les membres, lassitude,
puis chaleur âcre, soif, dégoût d'aliments, céphalalgie :
tels étaient les symptômes au début. Quelle que soit
l'inflammation locale ultérieure, il est rare que la maladie
ne débute pas par ces symptômes généraux, qui se sou-
tiennent pendant un temps plus ou moins long. Ainsi,
dès le début, tout le système entre en émoi ; il prépare,
il excite, il soulève les mouvements fluxionnaires. D'a-
bord, on dirait que la nature est indécise, qu'elle est
inquiète, qu'elle hésite sur la partie du corps, qu'elle
doit choisir pour y diriger les courants fluxionnaires et
les matières à déposer ou à évacuer. Quelquefois ce lieu
change ; la fluxion, qui semblait fixée sur un organe, se
déplace et se transporte ailleurs. Une céphalalgie intense annonçait que la tête allait être envahie ; tout-
à-coup une vive douleur éclate au côté, au lieu d'une

encéphalite c'est une pleurésie qui se déclare, la douleur de tête a disparu.

Ainsi, la même affection primitive, le même fond de
maladie peut changer de nom et de forme sans changer
de nature. Seulement, en raison d'un incident survenu
ou d'une faiblesse relative des parties, le siége, le théâtre
du mal est différent (1). Et rien ne prouve mieux combien les symptômes locaux sont secondaires, consécutifs
et subordonnés à l'état général et à l'affection primitive
et essentielle. Il importe de rappeler ces principes, sans
lesquels on ne peut rien comprendre au traitement rationnel des fluxions, non plus qu'aux métastases et aux
délitescences.

Quelquefois des malades imprudents, croyant avoir
affaire à une espèce de courbature ou de léger catarrhe,

---

(1) *Si fluat ad pectus, dicatur rheuma, catarrhus;*
Si ad fauces, bronchus; si ad nares, esto coryza.

Rivière développe cet ancien dystique de l'Ecole de
Salerne dans les termes suivants : « L'humeur tombant
dans la poitrine prend le nom de catarrhe; à la gorge,
celui d'enrouement; au nez, celui de coryza, et encore
celui d'ozène et de polype, si l'humeur est plus maligne.
Elle produit aussi diverses maladies en d'autres parties:
dans les nerfs, l'engourdissement, la paralysie, la convulsion, le tremblement; dans les oreilles, la surdité, le
gonflement; dans les yeux, l'ophthalmie, la cécité; dans
la luette, le gonflement, le relâchement, l'ulcère; dans
la gorge, l'angine; dans la poitrine et le poumon, la pleurésie, la péripneumonie, la toux, l'asthme, l'hémoptysie,
la phthisie; dans l'estomac, le vomissement, le dégoût;
dans les intestins, la diarrhée et la dysenterie.... » (*Prat.
médic.*, liv. II, ch. 25.)

cherchent à s'en débarrasser au plus tôt en prenant des excitants, tels que du vin chaud, du punch, des liqueurs fortes. Ces moyens, qui, en effet, dans quelques cas réchauffent l'organisme, relèvent la nature défaillante, la raniment par un coup de fouet vigoureux, et dispersent le morfondement au moyen de la chaleur et des sueurs qu'ils excitent, sont funestes quand la fièvre est allumée ou qu'un organe est déjà congestionné. Ils ajoutent à l'incendie, et exaltent de plus en plus l'ardeur fébrile.

Alors, si c'est la tête qui devient le terme des mouvements fluxionnaires, on voit paraître des symptômes spéciaux, tels que face rouge et enflammée, yeux injectés, pouls dur et fréquent, léger mouvement de tête à chaque pulsation des carotides, délire quelquefois furieux ; le malade est égaré, comme enivré par les vapeurs fébriles ; quelquefois, si on ne le surveille, il se lève la nuit et court les salles.

Si c'est vers la poitrine, vous voyez arriver les signes de la pleurésie et de la péripneumonie : douleur fixe au côté, gêne et anxiété dans l'inspiration, toux brève, crachats plus ou moins blancs, visqueux, séreux, rouillés ou sanglants, langue couverte d'un enduit blanc analogue à une couche de lait caillé, râles divers, respiration obscure ou nulle, matité vers l'endroit douloureux.

Si c'est vers les articulations, les tissus qui les entourent, deviennent douloureux, tendus, gonflés plus ou moins selon l'intensité de la fluxion et la constitution particulière du sujet.

En un mot, quel que soit l'organe fluxionné, il devient une espèce de centre qui semble attirer à lui toutes les humeurs du corps ; de là, le volume parfois énorme qu'acquiert le poumon dans ces cas, comme aussi la sérosité, le sang, le pus, la sanie qui s'épanchent, et les sucs plastiques ou muqueux qui se concrètent, soit dans les plèvres, soit dans la cavité crânienne; de là encore, les concrétions tophacées et autres matières diverses qui se forment près des articulations, dans certaines affections rhumatismales et goutteuses.

Plus les sucs abondent dans l'économie, par exemple, chez les sujets vigoureux et bien nourris, plus ces congestions et les dépôts de matière peuvent être considérables.

On voit comment la même affection primitive peut affecter des siéges différents, en restant la même au fond, et ceci fait déjà pressentir que l'espèce et la nature de cette affection sont encore plus importantes à connaître que ne l'est le siége lui-même.

X.

En effet, un des principes les plus essentiels de la pratique médicale, sur lequel on insiste beaucoup dans cette École, c'est que la nature de chacune des affections locales doit être étudiée dans le caractère de la fièvre qui l'accompagne.

Soit, par exemple, une *pleurésie*. Par ce mot, on entend vulgairement une affection phlogistique de la plèvre. Mais pour nous, ce terme est aussi vague que celui de fièvre; car cette pleurésie peut être *nerveuse*, *bilieuse*, *inflammatoire*, *catarrhale*, *rémittente*, *intermittente*, etc.; c'est-à-dire qu'il y a autant d'espèces de pleurésies qu'il y a de fièvres primitives, essentiellement distinctes, et chacune d'elles demande un mode de traitement qui lui est propre. On peut en dire autant des mots *pneumonie*, *gastrite*, *encéphalite*, *méningite*, *arthrite*, etc. Ces mots indiquent l'organe fluxionné, mais non pas l'espèce de la fluxion, ni le genre de la fièvre, ni les éléments qui constituent la maladie actuelle et qui sont ce qu'il importe le plus de savoir. Ainsi, ces noms, sous l'apparence d'une précision exacte quant au siége, sont en réalité très-vagues quant au fond (1).

---

(1) Singulières préoccupations de certains nosographes ! Il fut un temps où l'on cherchait à déterminer le rapport exact du diamètre de chaque globule du sang avec le calibre du vaisseau qu'il devrait traverser ; toute la pratique devait être éclairée dès qu'on aurait calculé la résistance des liquides et la force des pompes et des pistons du corps vivant ; les livres du dernier siècle sont pleins de calculs de ce genre, que personne ne lit plus et qu'on ne relira jamais. Aujourd'hui, il y en a qui recherchent avec la dernière minutie quels sont au juste le petit lobule et presque la vésicule pulmonaire qui sont enflammés ; ils mesurent les pneumonies par pouces et centimètres cubes, ils comptent tous les ramuscules artériels ou veineux qu'ils voient teints de sang ; et croient trouver le secret de l'art dans ces altérations de tissus, dans ces cryptes, dans ces lenticules ulcérées. Ils veulent déterminer, d'une manière précise, si c'est par la cellule aérienne, ou par les tuniques artérielles ou veineuses, ou par le tissu interlobulaire que le mal a débuté. Mais si la maladie a sa raison d'être dans une modification spéciale de l'ensemble du système ; si ses causes, sa marche, son type, sa durée, ses terminaisons et son traitement dépendent du genre de la fièvre, c'est-à-dire de quelques affections primitives, essentielles, élémentaires, pourquoi attacher tant d'intérêt à des détails stériles ?

Aussi, les termes génériques de *rhumatisme*, *fluxion de poitrine*, etc., que l'on spécifie par les épithètes *inflammatoire*, *bilieux*, *nerveux*, etc., sont-ils préférés à Montpellier ; ils présentent immédiatement au praticien l'idée d'une affection qui a une marche et des caractères spéciaux, et deviennent une source d'indications particulières. Ces termes sont donc, au fond, beaucoup plus précis et plus exacts, puisqu'ils désignent la nature de la maladie et les éléments qui la constituent.

Ainsi, quelle que soit la partie du corps affectée, encéphale, méninges, plèvre, poumons ou articulations, c'est à la nature de la fièvre concomitante qu'il faut avoir égard, si l'on veut établir un plan de traitement rationnel.

XI.

Les *fluxions de poitrine* à prédominance inflammatoire furent assez fréquentes dans l'hiver dont nous parlons. La fièvre à type continu, la soif, la rougeur de la face, la gêne de la respiration, les crachats visqueux, sanglants, rouillés ; la dureté et la plénitude du pouls, la chaleur vive de tout le corps, etc., en étaient les principaux symptômes. La saignée fut donc employée quand la réaction était trop forte. Elle était quelquefois répétée chez les sujets robustes et vigoureux, si les symptômes inflammatoires conservaient leur intensité. Quand elle est indiquée, aucun autre moyen n'obtient plus promptement un calme salutaire, et ne favorise davantage l'heureuse solution de la maladie.

Toutefois, il ne faut pas abuser des émissions sanguines, ni les réitérer jusqu'à l'extinction de la réaction fébrile. On ne fait pas la crise à coups de lancette. Une forte saignée faite en temps opportun, dans l'imminence d'une pneumonie, peut bien la supprimer; mais quand cette maladie est bien établie, que la fièvre a pris corps dans la constitution et que l'organe est décidément envahi, il faut savoir attendre du temps et de la nature la coction et la crise, tout en cherchant à les favoriser. Le travail fébrile est nécessaire pour cette opération. Les saignées, répétées coup sur coup, suppriment toute réaction, en ruinant l'énergie vitale. Or, l'excès de faiblesse ne tend pas moins à l'état septique que l'excès d'irritation, quoique par une autre voie.

Il faut donc chercher par la saignée à tenir l'économie dans un degré moyen de forces, dans une fièvre modérée, également éloignée de cet excès d'irritation qui exalte de plus en plus les mouvements fluxionnaires, épuise l'activité vitale et amène des désorganisations irrémédiables, et, d'autre part, de cette faiblesse, de cette prostration qui empêche la nature de suffire au travail médicateur.

Il est à noter qu'il y a des gens de la campagne, des ouvriers, des hommes de peine, en apparence très-robustes, mais dont le fond de la constitution est épuisé par les fatigues et les privations. Ces malades, selon la remarque de Baillou, supportent moins bien la saignée que certains habitants des villes, en apparence plus délicats, mais dont la constitution est au fond plus riche et mieux entretenue.

Un cas où la saignée réussit très-bien, c'est quand la fluxion de poitrine tient à une sorte d'apoplexie et d'engouement sanguin des poumons; l'anxiété y est quelquefois extrême et la suffocation imminente. Il y a même des pneumonies inflammatoires qui se terminent par une brusque effusion de sang dans toute la substance pulmonaire, de même que dans certaines fièvres, il se répand dans le tissu cellulaire et la peau sous forme d'une sueur de sang (Grimaud). L'ouverture de la veine, faite à temps, dégage les poumons, abat l'effervescence du sang et rend au malade la respiration et la vie. La tendance de la nature aux hémorrhagies spontanées, qui se manifeste par des crachats sanglants, indique assez l'utilité des émissions sanguines dans ces cas. Et il ne faut pas se trop préoccuper de ce que les deux poumons sont pris à la fois : en vertu de la solidarité des organes, un des poumons délivré dégage l'autre.

Quand le sujet est d'une constitution peu forte, et qu'il est à craindre qu'une saignée ne l'affaiblisse trop, surtout si l'on a déjà usé de ce moyen une première fois, il faut suppléer à la saignée par des sangsues, des ventouses scarifiées appliquées sur le côté douloureux.

Chez des malades tout-à-fait débiles, nous avons vu employer avec succès des loochs avec le cyanure de potassium, la digitale et le sirop pectoral de Maloët. Ces moyens agissent comme sédatifs de la vie du sang, ils modèrent l'irritation fébrile et deviennent par là comme des succédanés des émissions sanguines.

En même temps, la diète de vin doit être rigoureusement gardée. On calme la soif, on favorise la sueur et l'expectoration au moyen des boissons chaudes, émollientes : tisane de bourrache, eau d'orge sucrée ou oxymélée, édulcorée avec précaution au moyen de l'acide hydrocyanique ou avec un sirop pectoral. Des loochs, le soir, avec de l'acétate de morphine, du cyanure de potassium, ou quelques gouttes de laudanum, tempèrent la douleur et la toux, et procurent un peu de repos. Mais il faut être très-réservé dans l'emploi des sédatifs et des narcotiques, ainsi que nous le dirons bientôt.

Le malade doit être maintenu dans un degré de chaleur convenable, non qu'il faille l'étouffer et l'accabler sous les couvertures, afin d'amener sa prompte délivrance par les sueurs. Quand la nature travaille à la coction, les sueurs toutes seules ne sauraient l'opérer, pas plus que les émissions sanguines, et l'abus du régime échauffant a ses dangers. Pour être véritablement utiles, les sueurs doivent être subordonnées à la crise et à la détente qu'elle produit.

XII.

La fluxion de poitrine peut être *nerveuse*, ainsi que l'indiquent la violence extrême de la douleur, les convulsions, le peu de réaction dans le pouls, le peu de rougeur de la face et un degré très-modéré de chaleur. Souvent une vive douleur, fixée sur l'un des côtés, semble concentrer en ce point tous les mouvements de la nature, paralyser les forces des autres organes et empêcher la fièvre de se développer et de s'étendre. L'opium, le camphre, les sédatifs sont alors indiqués ; ils calment la douleur, résolvent le spasme, démasquent et développent la fièvre, favorisent l'expectoration et la sueur. On peut faire précéder ces moyens d'une application de sangsues sur le point douloureux : c'est un des meilleurs anti-spasmodiques. Le musc convient aussi quand il y a une très-grande constriction spasmodique, rigidité douloureuse des muscles de la poitrine et du cou, rire sardonique et tendance au délire nerveux.

En général, les douleurs sont plus vives quand la fluxion attaque les plèvres et les parties fibreuses, musculaires et tendineuses, que quand elle affecte les parenchymes. Aussi Sarcone, assez d'accord en cela avec Hippocrate, comprend-il sous le nom de pleurésie les fluxions qui portent sur les parties sensibles de la poitrine, et sous celui de péripneumonie celles qui affectent le système vasculaire; en sorte que la pleurésie est plus nerveuse, la péripneumonie plus humorale. Ces distinctions sont importantes; car, si les narcotiques sont utiles pour émousser la sensibilité dans des tissus qui ne peuvent ou ne doivent pas suppurer, ils pourraient, au contraire, amener des stases et des congestions fâcheuses, quand la fluxion inflammatoire affecte le parenchyme pulmonaire.

On ne doit pas non plus oublier que la douleur entre comme élément dans les actes médicateurs. Il ne faut donc pas chercher à l'éteindre tout-à-fait; en détruisant entièrement la sensibilité des parties, on leur ôterait tout ressort, toute faculté de réagir et de concourir au travail critique. L'emploi des narcotiques doit avoir pour but, non pas de supprimer absolument la douleur et la sensibilité, mais seulement de les modérer quand elles sont trop vives.

L'âcreté de la chaleur, l'amertume de la bouche, la teinte jaunâtre du pourtour des lèvres et des ailes du nez, les crachats d'un jaune verdâtre, la douleur et la tension à l'hypochondre et à la base de la poitrine du côté droit, les exacerbations qui surviennent dans les après-midi, indiquent la complication *bilieuse*.

On peut alors, dès le début, faire vomir le malade, après l'avoir préalablement saigné du bras, si l'état inflammatoire général y donne lieu; ou bien après avoir appliqué des sangsues à la région du foie, organe qui souvent joue un grand rôle dans les fluxions de poitrine, surtout du côté droit.

C'est principalement dans cette complication qu'est utile l'infusion d'ipécacuanha (à la dose de 1 à 3 et même jusqu'à 4 grammes, pour 200 à 240 grammes d'eau), donnée à titre d'altérant et non d'émétique, par cuillerée de temps en temps. Outre son action spéciale contre l'état bilieux, l'ipécacuanha, ainsi administré, détermine une action métasyncritique sur le tube intestinal, dérive vers cette partie les courants d'humeurs qui tendent à se porter vers les poumons; par là, il dégorge ces organes, en dissipe l'engouement, facilite l'expectoration, favorise la sueur, et calme les douleurs et la fièvre.

Ces effets ne doivent pas être assimilés à ceux que produit le tartre stibié donné à haute dose. Ce dernier agit par son action toxique; il déprime l'énergie vitale, il suspend et empêche toute réaction par une sorte d'intoxication qui comprime et stupéfie les forces épigastriques.

Les douleurs moins fixes, errantes; les frissons par intervalles; le peu de continuité dans l'intensité des symptômes; l'exaspération de la fièvre et de la douleur vers le soir; les crachats séreux, les quintes de toux plus fréquentes; et les flux abondants qui s'écoulent souvent des autres membranes muqueuses, caractérisent la fluxion de poitrine *catarrhale*, péripneumonie *fausse* ou *pituiteuse* des anciens. Elle s'offrit rarement sous la constitution dont nous parlons. Vainement on chercherait à éteindre celle-ci par les émissions sanguines employées seules ; les diaphorétiques, les sudorifiques, la chaleur du lit, les moyens qui rompent le spasme de la peau et y maintiennent une douce transpiration, lui conviennent davantage.

Les vésicatoires-cantharides, appliqués soit aux bras, soit même sur le côté douloureux, quand la période d'irritation est passée, produisent les effets les plus salutaires, soit qu'ils agissent à titre de révulsifs ou de dérivatifs ; soit qu'ils aient une propriété pour ainsi dire spécifique contre la fluxion catarrhale.

Le camphre et les préparations antimoniales paraissent jouir d'une propriété analogue et réussissent surtout quand la fluxion de poitrine est liée à cet élément.

En général, dans la fluxion de poitrine catarrhale, la marche de la maladie est plus irrégulière, plus sujette aux métastases ; parfois elle tend à la malignité ou se confond avec elle. Nous ne parlerons point ici de cette dernière complication, il en a été question ailleurs.

Quelquefois, sans qu'il y ait irritation inflammatoire ni congestion sanguine, les poumons sont engoués et embarrassés par des sucs muqueux qui menacent le malade d'une prompte suffocation et ne lui laissent aucun repos. Dans ces cas, nous avons vu employer avec succès des incisifs énergiques, tels que le kermès minéral, en potion avec l'oxymel scillitique et le sirop d'érysimum. A la suite de cette potion, nous avons

vu deux malades rendre comme des tampons de matière
rougeâtre, épaisse et fibrilleuse, après quoi ils se trou-
vèrent très-soulagés.

Lorsque, dans une fluxion de poitrine, les crachats
restent séreux, sans donner aucun signe de coction, et
que tout-à-coup la douleur se supprime, cette métastase
est d'un triste augure; il s'ensuit le délire et la mort.

Les crachats couleur de jus de pruneaux, qui surviennent vers le temps où la coction devrait être faite,
ne sont guère d'un plus favorable présage; ils indiquent
la disgrégation des humeurs et la dissolution du sang
qui engoue les poumons.

Nous ne devons pas passer sous silence la fièvre
rémittente ou intermittente qui s'offrit chez quelques
sujets, en même temps que la fluxion de poitrine : ce
mode d'affection semblait être un état mixte, né de la
constitution automnale et de l'état phlogistique de l'hiver.
La plupart de ces malades étaient des pâtres ou des
travailleurs de terre qui couchaient la nuit près des
marais et des étangs. Le lieu d'où ils venaient, les
exacerbations de la toux et de la fièvre, et leurs retours
périodiques à certaines heures, faisaient soupçonner
cette espèce de complication. Ces pneumonies des marais sont souvent très-graves, car le retour des exacerbations ou des accès, en ramenant avec violence vers le
poumon les mouvements fluxionnaires, qui déjà n'y
tendent que trop, peut y déterminer les congestions les
plus fâcheuses, ou même tourner à l'état pernicieux et
suffoquer le malade au début de l'accès.

Il faut donc alors examiner avec soin les relations
qui existent entre la maladie de poitrine et l'élément

périodique. Si , pendant la rémission , le poumon reste libre ; si , en auscultant, on entend qu'il laisse facilement pénétrer l'air dans toutes ses parties , c'est une grande raison de penser que la fluxion de poitrine n'est que symptomatique et subordonnée à l'élément périodique. Alors , plus les symptômes sont violents pendant l'exacerbation , plus il faut s'empresser de donner le sulfate de quinine , dès le premier moment de rémission qui surviendra. Rien n'atteste mieux la puissance de l'art que de voir comment les symptômes les plus alarmants disparaissent pour toujours , souvent après la première administration du fébrifuge. J'ai vu des malades qui se regardaient comme désespérés , et qui , se trouvant promptement délivrés par le sulfate de quinine, ne pouvaient revenir de leur surprise et de leur contentement. Si la fièvre intermittente est simplement associée à l'affection pulmonaire, en arrêtant les accès, on simplifie la maladie, qui a désormais une marche plus libre et plus dégagée. Dans le cas où les exacerbations seraient subordonnées à l'état de la poitrine, il faut s'occuper avant tout de l'affection qui prédomine.

Quelques sujets , ou énervés par la misère, les privations et les fatigues , ou débilités directement par une longue habitation au milieu de miasmes pernicieux, ont une tendance évidente vers l'état septique. L'abattement extrême du malade , la sécheresse et la couleur noire de la langue, le spasme et la sécheresse de la peau, la faiblesse du pouls, le peu de réaction fébrile , une sorte d'ivresse ou de délire habituel, qui exacerbe par intervalles , et déjà presque une espèce de rigidité cadavérique dans les membres, annoncent la prochaine dissolution de la vié. C'est le cas de recourir aux toniques et aux anti-septiques, au vin, au quinquina, au camphre.

XIII.

Nous venons de passer rapidement en revue les principales espèces de fluxions de poitrine et quelques-unes des indications qu'elles offrent.

On comprend aisément que les diverses espèces de fièvres concomitantes que nous venons d'énumérer, ne sont pas toujours très-faciles à distinguer; elles peuvent s'associer entre elles, se compliquer réciproquement, être subordonnées l'une à l'autre. C'est à l'analyse clinique à reconnaître ce qui appartient à chacun de ces divers éléments. Le caractère de la constitution régnante est surtout à consulter; il fournit souvent à toutes les maladies d'une saison un fond uniforme, et c'est là ce qui explique pourquoi, pendant un certain temps, c'est toujours la saignée; dans un autre, c'est l'ipécacuanha; dans un autre, le tartre sitibié, qui réussissent presque partout, quels que soient le siége et la forme de l'affection.

Quant aux suites des fluxions de poitrine, il ne faut pas oublier que la résolution de la pneumonie, sans trace dans l'organe ni évacuations critiques, n'existe que pour la période nerveuse. Il faut donc surveiller ces évacuations; les plus complètes sont celles auxquelles tous les émonctoires semblent prendre part, et qui se font à la fois par l'expectoration, les sueurs, les urines, une diarrhée modérée.

Parfois de petits frissons, de petites sueurs partielles

qui surviennent particulièrement à des jours réputés critiques, dissipent les restes de la maladie et terminent ce que la nature avait d'abord laissé inachevé.

Mais, en général, dans les maladies aiguës de la poitrine, on doit se défier des altérations consécutives, des indurations, des dégénérescences de tissus, des ulcérations du poumon. S'il y a amaigrissement continuel ou manque de récorporation, si la chaleur demeure fébrile, âcre et le pouls irrité, il faut redouter un épanchement, une tendance à la phthisie, et recourir aux moyens propres à combattre ces affections désormais chroniques.

La bouffissure d'une des moitiés de la face, du cou, de la poitrine, de l'un des bras, est souvent le signe d'un épanchement interne du même côté.

Indépendamment de la percussion et de l'auscultation, il faut observer la position que préfère le malade. Ordinairement il se couche de manière à ce que le poids du liquide pèse le moins possible sur l'organe pulmonaire. Chez un sujet, l'épanchement s'était formé profondément entre le médiastin et la plèvre droite ; la respiration s'entendait très-bien de tout côté, et d'autant mieux que le poumon se trouvait refoulé contre les côtes ; mais le malade ne pouvait se coucher sur la partie droite, le liquide pesant alors trop sur le poumon de ce côté.

Contre ces épanchements, nous avons vu administrer avec succès la digitale, soit en poudre, soit en teinture, le cyanure de potassium, les diurétiques, les vésicatoires, les cautères volants. Chez un sujet, l'empyème s'ouvrit de lui-même une voie à travers un des espaces intercostaux.

XIV

Les *affections rhumatismales* s'offrirent en grand nombre pendant l'hiver et formèrent un des caractères de cette constitution. Ici encore, de même que dans les fluxions de poitrine, c'est principalement dans le génie de la fièvre concomitante qu'il faut chercher les indications. Il faudrait donc entrer dans des considérations analogues à celles qui viennent d'être présentées pour les différentes espèces de fluxions de poitrine ; mais nous ne dirons ici que quelques mots sur ce que ces rhumatismes offraient de spécial.

Plusieurs de ces cas furent très-aigus : il y avait gonflement articulaire considérable, forte fièvre et symptômes graves du côté du cœur et des poumons ; les mouvements fluxionnaires semblaient flotter et errer d'un organe à l'autre, s'aggravant au-dedans quand ils diminuaient au-dehors, prenant quelquefois la forme de la pleurésie, de la pneumonie, de la péricardite.

Tantôt la diathèse rhumatismale était héréditaire, quelques parents du malade en étaient morts ; tantôt c'était un retour annuel de la même affection, ou l'effet de l'habitation dans un lieu bas et humide, ou dans des maisons bâties depuis peu et encore fraîches. Un maçon en était atteint pour avoir mis, étant en sueur, ses jambes dans l'eau froide d'un puits. Un jeune charron fut saisi par les douleurs sur la route de Nîmes, où il marchait presque nu-pieds dans la neige ; il fut trouvé à demi gelé dans un fossé et porté à l'hôpital. Mais ce sont là des causes provocatrices ; elles ne produisent pas l'affection rhumatismale, mais l'éveillent et l'excitent lorsqu'une dyscrasie spéciale de la constitution y prédispose le sujet.

Tous ces malades guérirent. Chez quelques-uns la maladie fut assez longue, et peut-être qu'en aucune autre affection l'influence de l'atmosphère n'est plus grande. Ainsi, dans la même nuit, le 12 mars, sous un temps brumeux et un vent froid, on vit tous les rhumatismes empirer, et, le lendemain 13, se trouver mieux par le retour du beau temps. On sait que plusieurs, en raison de l'invasion des douleurs, annoncent plus sûrement que le baromètre les changements de l'atmosphère.

Les auteurs diffèrent de sentiment sur la nature du rhumatisme. Les uns l'ont classé parmi les névroses, les autres parmi les fluxions, les autres parmi les inflammations. Tous ont en partie raison, car il y a souvent dans cette maladie douleur, fluxion, congestion, état inflammatoire, fièvre. Mais, à cause de son caractère errant, de son affinité pour les articulations, pour les muscles, pour les parties fibreuses et tendineuses; de son peu de tendance à la suppuration; de ses retours fréquents chez les mêmes sujets qui semblent en garder le fond, bien que les symptômes se dissipent; il faut admettre ici, comme dans la goutte, une diathèse, un principe, un élément particulier et spécifique. C'est ce principe qui, mis en jeu par des causes diverses, excite dans les humeurs une sorte d'effervescence, allume la fièvre ou se joint à elle, et détermine une série d'actes médicateurs plus ou moins longue, jusqu'à ce qu'il y ait une crise, une évacuation de la matière, ou bien un dépôt sur une partie fixe. Ainsi, chaque paroxysme de goutte ou de rhumatisme peut être considéré comme composé de plusieurs actes qui constituent une espèce de fonction pathologique, ayant pour objet l'élimination du principe goutteux ou rhumatismal.

Le rhumatisme fixe (sciatique chronique, par exemple) est difficile à guérir, parce qu'il existe sans fièvre; tandis que le rhumatisme fébrile, ambulant et sans siége déterminé et constant, se guérit plus facilement. Aussi Foterghill, d'après les idées de Sydenham, donnait-il le kina à petites doses, dans le but d'exciter la fièvre et de dissiper par là les rhumatismes chroniques (1). Puis, on a abusé de ce moyen, en croyant que le kina guérissait toute espèce de rhumatisme.

La fièvre rhumatismale est donc à respecter, quand elle est simple et modérée. Et ce qu'il y a de mieux à faire, c'est de ne pas contrarier la nature et d'attendre patiemment qu'elle ait opéré la résolution de la maladie; ce qu'elle fait par les sueurs et par les urines, qui sont alors souvent chargées de principes particuliers, terreux ou acides.

Que si, par des moyens mal entendus, tels que le tartre stibié à haute dose, les saignées répétées coup sur coup, vous voulez attaquer directement le rhumatisme, vous abrégez momentanément la maladie, mais vous empêchez les actes dépurateurs; vous troublez l'attaque régulière de rhumatisme ou de goutte, et vous vous exposez à la rendre anomale et dangereuse. A ces trai-

(1) Nous avons vu un rhumatisme chronique très-douloureux, avec impuissance absolue de marcher, guéri par des accès de fièvre intermittente venus spontanément.

tements inopportuns sont dues de graves affections ulté-
rieures de la tête, du cœur et de l'estomac, soit aiguës,
soit chroniques ; des méningites, des endocardites, quelquefois des apoplexies. Ce n'est qu'en désespoir de cause
qu'il faut recourir à ces moyens perturbateurs.

En effet, il est d'expérience que l'affection goutteuse
semble prolonger la vie à quelques personnes, en dépu-
rant le corps et détournant vers les articulations les
humeurs qui se porteraient sur des organes essentiels à la
vie. Il est donc heureux qu'elle ait des retours réguliers ;
quand ils cessent sans raison ou qu'ils sont troublés,
c'est un signe que la nature faible ou pervertie n'est
plus à même d'opérer les mouvements synergiques convenables, et souvent c'est une annonce de graves accidents.

Si la douleur n'est pas trop intense, elle doit être
respectée, car elle entre comme élément dans l'acte
pathologique ; il faut donc s'abstenir des préparations
opiacées qui stupéfieraient l'organisme et lui ôteraient
le ressort nécessaire à la réaction. Mais on doit la
combattre quand elle est excessive , car elle tient alors
à un état de spasme qu'il faut rompre pour amener le
développement régulier de la fièvre dépuratrice.

La saignée générale est souvent indiquée dans le rhumatisme aigu, en raison de la violence de l'élément
inflammatoire. On a même remarqué que les émissions
sanguines réitérées abattent moins les forces dans cette
affection que dans beaucoup d'autres. Les sangsues
appliquées sur la partie douloureuse peuvent aussi être
utiles, quand il y a congestion sanguine et inflammation
locale, ou même comme anti-spasmodiques. Mais c'est
en vain qu'on chercherait toujours à dissiper le rhuma-

tisme par ce traitement purement local ; les symptômes
se calment un moment pour reparaître plus tard ou dans
un autre endroit avec plus d'intensité.

L'état des viscères gastriques joue souvent un grand
rôle dans les affections goutteuses et rhumatismales , à
Montpellier surtout, où l'état bilieux est en quelque sorte
endémique. Dans ce cas , un émétique qui provoque au
début des vomissements modérés , simplifie beaucoup
la maladie. Quant à la diète , elle doit être appropriée
à l'intensité de la fièvre. Il faut , en général , dans le
rhumatisme , être très-sobre de vin , qui est le plus
grand véhicule de toutes les fluxions.

Les topiques émollients, si utiles dans les inflammations locales franches , le sont peu ici. En relâchant les
tissus, ils ajoutent à la faiblesse de la partie et y appellent davantage les mouvements fluxionnaires.

Les topiques astringents et répercussifs sont dangereux ; ils pourraient arrêter subitement le travail qui se
fait sur la partie et déterminer les métastases les plus
funestes.

Les vésicatoires ont un effet plus avantageux ; ils ont
même quelque chose de spécifique contre le principe
rhumatismal. On connaît le mot de Boërhaave , que s'il
avait un remède secret à se réserver, ce seraient les vésicatoires. Du temps de Rivière , ils étaient déjà employés
contre la sciatique ; et on sait comment Cotugno pour-
suivait cette dernière maladie en les appliquant successivement le long du trajet du nerf. Ils conviennent quand
l'état inflammatoire n'existe pas ou qu'il a cédé , et
réussissent surtout chez les personnes lymphatiques , à
constitution muqueuse.

Mais il importe de distinguer les cas où la douleur tient à l'état rhumatismal proprement dit, d'avec ceux où il dépend d'un état purément nerveux. Des douleurs simplement nerveuses pourraient être aggravées par l'action irritante des vésicatoires, tandis qu'elles cèdent aux bains émollients et aux préparations opiacées.

Quand il y a tendance à la sueur, il faut tâcher de la favoriser au moyen des diaphorétiques, et en particulier par l'usage de la poudre de Dower, qui à la fois calme et porte à la peau. On peut l'exciter dans les cas chroniques au moyen de la décoction de douce-amère, de salsepareille, de la tisane dite de Vigarous, faite avec des bois sudorifiques.

Les diurétiques (tisane de pariétaire, tisane de chiendent nitrée), les purgatifs (tartre stibié en lavage, qui porte aussi à la peau, huile de ricin, rhubarbe, manne, sulfate de magnésie, sulfate de soude) ne sont pas moins utiles. Dans quelques cas chroniques, rebelles, il est bon de recourir à des purgatifs énergiques, tels que les pilules de Beloste, etc. Solenander préfère même ces purgatifs énergiques aux purgatifs doux, qui ne font, dit-il, qu'éveiller les humeurs et les porter sur les articulations au lieu de les évacuer.

Toutefois, ni les purgatifs, ni les sudorifiques ne conviennent au début dans l'état aigu; ils ne feraient alors qu'agiter la matière, ajouter à l'excitation et à l'irritation déjà trop fortes. Ils sont d'un meilleur effet vers la période de détente, ou bien dans l'état chronique, quand la nature inactive et indifférente semble s'oublier elle-même et ne rien faire pour la guérison.

XV.

CONSTITUTION MÉDICALE DU PRINTEMPS ET DE L'ÉTÉ.

Nous venons d'exposer rapidement quelle fut la constitution de l'hiver, dans ses deux genres de maladies les plus saillantes, les fluxions de poitrine et les rhumatismes. Nous avons négligé de parler d'une foule d'autres affections moins importantes, dont la pratique peut être facilement déduite des considérations précédentes. Il ne nous reste que quelques mots à dire sur les deux autres saisons de cette année, qui, à proprement parler, ne formèrent qu'une seule constitution.

Le retour définitif de la belle saison modifia d'une manière bien évidente le caractère des maladies observées pendant l'hiver. On n'eut plus affaire à ces affections aiguës, inflammatoires ou rhumatismales, qui, pendant les mois de janvier, de février et de mars, attaquaient la tête, la poitrine ou les articulations. Ce n'était pas non plus encore le moment de ces fièvres graves de la fin de l'été, qui s'annoncent par le trouble des fonctions du bas-ventre, par des vomissements, des coliques et des dysenteries de mauvais caractère, par la perversion des forces et le développement de l'état ataxique. Mais c'était là plutôt une période mixte ou de transition, contenant un peu de l'une et de l'autre de ces deux constitutions. Presque tous les ans, vers cette époque, il y a une sorte de pause et de station, pendant laquelle on ressent les dernières oscillations de la constitution médicale antérieure et les premières de la suivante.

Ainsi, d'une part, les affections cérébrales, les con-

gestions vers les méninges, les pleurodynies, les catarrhes, les pneumonies avaient peu de ténacité; les érysipèles étaient très-rares; la phthisie pulmonaire elle-
même faisait peu de progrès; la marche en paraissait
suspendue ou notablement ralentie.

Mais l'élément gastrique bilieux commençait à se
dessiner avec son cortége de nausées, douleurs abdominales, ténesmes, flux muqueux et sanguinolents. Ces
affections, encore assez légères, cédaient facilement à
la diète, à un vomitif, à un purgatif convenablement
administrés. Ce caractère superficiel des maladies de
cette époque tenait à ce que les fortes chaleurs n'avaient
point encore introduit dans l'organisme une modification profonde et permanente.

Pour la première fois, après une absence de plus
d'une année, nous vîmes reparaître quelques varioles et
un grand nombre de varioloïdes. Mais cet exanthème, si
redoutable quand sous l'influence d'une mauvaise constitution de l'atmosphère il revêt le caractère épidémi-
que, fut alors presque sans gravité, même chez des
sujets qui n'avaient pas été vaccinés. Malgré la multiplicité des boutons, toutes les périodes de la maladie furent
parcourues sans le moindre accident. On ne prescrivit
que du bouillon, de la tisane, de la limonade et quelques gargarismes. Dans un cas où la céphalalgie était
assez intense, on appliqua quelques sangsues derrière
les oreilles. Tant il est vrai que cet exanthème doit être
considéré comme une fonction pathologique, qu'on peut
abandonner à la nature lorsque aucune complication ne
s'y joint.

Au lieu d'un état inflammatoire continu, comme

précédemment, les fièvres commencèrent à affecter le
type rémittent; plusieurs passèrent de la rémittence au
type intermittent, et, après cette conversion favorable,
elles cédèrent entièrement à la première administration
du sulfate de quinine. On remarqua une tendance de la
constitution à produire des *esséra*, des échauboulures,
des phlyctènes, des croûtes aux lèvres et à la racine
du nez.

Une circonstance à signaler, c'est la complication vermineuse qui s'offrit chez beaucoup de malades. Cette
disposition fut observée, tant chez les malades militaires, que chez les civils, les femmes et les enfants.
Plusieurs malades en rendaient par le haut et par le bas.
On trouva de gros lombrics dans les intestins de deux
sujets morts avec épanchement séreux à la tête : l'un
avait présenté, au début, les signes d'une fièvre inflammatoire, qui fut accompagnée d'hémorrhagies nasales
abondantes, et tourna promptement à l'adynamie; l'autre avait offert les symptômes d'une fièvre nerveuse,
avec des signes de congestion vers la tête; des hémorrhagies nasales avaient également précédé.

Il y eut, en ville, beaucoup d'attaques d'apoplexies
et de morts promptes, spécialement vers le solstice d'été,
et à l'époque des chaleurs brusques et des orages de juin.

Ainsi, la constitution médicale fut en rapport avec la
constitution atmosphérique, c'est-à-dire flottante et incertaine. Sous l'influence de quelques chaleurs ardentes,
il y eut parfois effervescence et *ébullition* dans la vie du
sang, comme dirait Sydenham; puis ces chaleurs, tombant tout-à-coup, ramenaient l'organisme à d'autres conditions : de là, ces fièvres passagères, ces congestions

peu stables, ces mouvements fluxionnaires mal déterminés., ces éruptions légères, effet pour ainsi dire d'un
coup de feu énergique, mais court et n'atteignant que
la superficie de l'organisme ; et cependant, au milieu
de ces transitions brusques, il y eut aussi des fluxions
dangereuses, des crises suspectes, des perturbations
violentes et des orages inattendus.

Ainsi s'est passée la plus grande partie de l'été de 1844 ;
été sec, mais doux et tempéré. Cependant, à mesure qu'on
avançait vers la fin de la saison, il s'offrait plus de cas
graves. Aux vomissements quelquefois violents, aux
diarrhées, aux fièvres rémittentes se mêlait parfois l'élément ataxique.

Chez les malades où se déclarait cet état de malignité,
il y eut des épistaxis répétées et des hémorrhagies nasales
abondantes. Le délire fut un symptôme très-fréquent ;
il cessait s'il survenait de la surdité ; quelquefois l'hémorrhagie, se faisant dans la cavité crânienne, eut des
suites funestes. Chez un de ces malades, il survint un
gonflement considérable des deux joues près de la région
parotidienne ; chez un autre, le bras et l'aisselle gauche
se tuméfièrent et s'abcédèrent.

Sur un grand nombre de cas de variole, deux furent
alors mortels. Le premier sujet n'avait pas été vacciné ;
il offrit, au moment de l'invasion, des accidents presque
tétaniques ; l'éruption se fit mal, le dévoiement s'y joi-
gnit ainsi que le délire ; il succomba le 14e jour dans la
période de suppuration. L'autre était un soldat ré-
formé ; quoiqu'il eût eu déjà la variole à l'âge de douze
ans, il contracta de nouveau cette affection dans les
salles ; le développement de l'exanthème fut accompagné

de graves accidents, que l'on parvint à dissiper ; mais c'était une constitution déjà ruinée ; il s'établit une diathèse purulente, une fièvre consomptive et une diarrhée qui l'emportèrent au 62e jour.

A l'inverse du cas précédent, nous avons vu une jeune femme scrophuleuse qui dépérissait à vue d'œil de phthisie muqueuse : elle contracta la petite-vérole à l'hôpital ; soit que l'exanthème eût fait une diversion heureuse, soit qu'il eût dépuré la constitution, la malade sortit bien rétablie.

Il y eut aussi plusieurs cas de gonflement et de tension très-douloureuse du bas-ventre qui simulaient une péritonite; ces affections furent dissipées par des potions avec l'huile d'amandes douces et le sirop de diacode, par des fomentations émollientes et des embrocations avec l'huile de jusquiame, le camphre et le laudanum. En aucun cas on n'eut recours aux frictions mercurielles.

Telles furent les principales formes de maladie qu'affecta la constitution médicale de l'été, constitution assez bénigne en elle-même, et qui, grâce aux bonnes méthodes de traitement sur plus de 500 malades qui occupèrent les salles pendant cette saison, ne compta que très-peu de cas mortels.

Les maladies offrirent beaucoup plus de malignité sous la constitution de l'automne qui suivit et qui fut une des plus orageuses qu'on eût vues depuis long-temps.

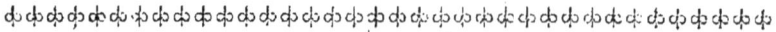

CONSTITUTION MÉDICALE,

depuis la fin de Septembre 1844 jusqu'à la fin d'Avril 1845.

I.

ÉTAT DE L'ATMOSPHÈRE PENDANT CES HUIT MOIS.

Des perturbations atmosphériques assez graves signalèrent cette période. Les premiers jours de septembre avaient été très-beaux et la chaleur tempérée ; ensuite le vend du sud-est amena pendant cinq jours des pluies abondantes entremêlées de beau temps ; le 17 et le 18, il y eut une chaleur lourde et immodérée. Puis commencèrent des pluies d'orage, qui continuèrent presque sans interruption jusqu'au 26 octobre. L'atmosphère était habituellement chargée d'une vapeur chaude et humide ; on ressentait parfois des bouffées suffocantes. Les vents soufflaient dans toutes les directions ; mais le plus souvent ils venaient du sud-est, du côté des étangs d'Aigues-Mortes et des bords du Rhône, dont ils apportaient les vapeurs. La pluie tombait souvent par torrents, mêlée de beaucoup d'éclairs et de tonnerres. Dans une de ces journées orageuses, le 23 octobre, éclata à Cette une trombe électrique, qui fut très-violente. A la suite de cette grande commotion, comme si l'atmosphère s'était déchargée de son électricité, la pluie tomba pendant trois jours par torrents, sans vents ni tonnerre (1).

Le mois de novembre fut assez beau ; on éprouva parfois des chaleurs qui n'étaient pas de la saison ; il y eut souvent des brumes et de l'humidité le soir.

La température baissa tout-à-coup vers le 6 décembre ; il géla fortement du 9 au 13 ; puis le vent ayant subitement tourné au sud-est, la température redevint douce et il tomba beaucoup de pluie.

Le mois de janvier eut seize jours pluvieux ; mais cette pluie ne fut pas continue : c'était une série fort irrégulière de beau temps, de brumes, de vents tour-à-tour humides, secs, doux, froids, violents.

Le mois de février fut froid ; le 2 et le 9 il tomba de la neige, il y eut quelques jours de brume et de givre, l'air fut généralement sec.

Le mois de mars fut très-variable, et offrit une alternative de beau temps et de pluie ; il neigea du 6 au 7.

Le mois d'avril fut assez doux, mais très-inconstant ; il y eut huit jours pluvieux, et le 24 un peu d'orage.

---

(1) On a signalé une grosse pluie pareille sans éclairs et sans tonnerre, à la suite d'une trombe terrestre qui éclata à Montpellier le 2 novembre 1729, et fit beaucoup de ravages vers le faubourg de Lattes, le long de l'Esplanade, et vers le faubourg du Pila-Saint-Gély. (*Histoire de la Soc. royale des sciences établie à Montpellier*. T. II, p. 24.)

Ainsi, automne orageux et très-humide ; hiver humide très-variable, froid à la fin ; commencement du printemps assez doux : tel fut l'état de l'atmosphère pendant ces huit mois.

II.

CONSTITUTION DE L'AUTOMNE.

Nous avons parlé ailleurs des fièvres malignes et des fièvres rémittentes de l'automne. Pour ne pas nous répéter, nous ne dirons ici que quelques mots sur l'ensemble de cette constitution.

Dans les deux mois de septembre et d'octobre, il entra un grand nombre de malades (environ 408), principalement militaires. C'est du 28 septembre au 3 octobre que les fièvres malignes sévirent avec le plus de force. Un état mucoso-vermineux souvent compliqué d'exacerbations semblait dominer toutes les maladies.

Dans le courant d'octobre, il y eut beaucoup de toux légères, de petites diarrhées, des fièvres intermittentes, des otorrhées, quelques rhumatismes et une fluxion de poitrine. Mais ces maladies n'avaient plus un caractère aussi fâcheux, elles cédaient assez promptement ; on eût dit que les pluies et la diminution des chaleurs avaient adouci les qualités de l'air et peut-être dégagé l'atmosphère des conditions qui disposaient aux fièvres de mauvais caractère. Vers la fin d'octobre, les salles étaient pleines de convalescents, qui sortirent dans les premiers jours de novembre. Il n'y avait plus aucun malade de fièvre typhoïde qui fut en danger ; la proportion des entrants militaires devenait moindre que celle des civils. La constitution maligne de l'automne pouvait être considérée comme terminée.

Parmi ces affections, nous devons signaler une trentaine de cas de diarrhée ou de dysenterie chronique. Chez quelques-uns la maladie se prolongea jusque dans les mois de décembre et de janvier. Presque tous ces sujets étaient des militaires qui arrivaient d'Afrique, exténués par cette maladie; plusieurs appartenaient au 9e régiment de chasseurs en garnison à Lunel, où ils manquaient d'un hôpital convenable. Cette ténacité de l'affection jusque dans une saison qui la comporte si peu, parut tenir, d'une part, à de graves lésions intestinales, et, d'autre part, à ce qu'à la longue ces flux muqueux et et sanguinolents avaient établi dans la constitution une habitude, une diathèse spéciale.

Voici, en général, ce qui fut prescrit contre ces flux rebelles : décoction blanche, décoction de ratanhia, édulcorée avec le sirop de coings; pilules avec l'extrait de ratanhia et de pavots rouges; eau de riz gommée, à laquelle était mêlée quelquefois avec beaucoup de précaution un peu d'acide hydrocyanique, préalablement délayé dans de l'eau distillée; cachou en poudre ou en infusion; diascordium; lait coupé avec l'eau seconde de chaux; café léger avec du jaune d'œuf; lavements avec la décoction de graine de lin et d'une tête de pavots; lavements amilacés avec addition de quelques gouttes de laudanum ou de castoréum, de petites doses de sulfate de quinine, de l'opium; dans un cas, des frictions furent faites sur le bas-ventre avec la pommade stibiée. Pour nourriture, on donnait du riz, de la purée aux lentilles, des panades à l'œuf : les aliments étaient augmentés, si le malade les supportait bien ; le régime maigre était prescrit en premier lieu. A l'aide de ces moyens tour à tour émollients, tempérants, sédatifs, toniques, astringents, légèrement excitants, analeptiques, presque tous ces malades furent sauvés.

Chez un des militaires venus d'Afrique, outre la diarrhée, il y avait périodiquement chaque jour une vive douleur d'entrailles : il sentait, disait-il, comme si une ceinture de fer lui étreignait les reins. Le sulfate de quinine et l'opium, continués pendant plusieurs jours et administrés soit par le haut, soit en lavement ; des loochs avec du cyanure de potassium, de l'acétate de morphine ; des frictions sur le bas-ventre avec l'opium et l'axonge, triomphèrent de cette maladie opiniâtre.

A côté des précédents, nous signalerons encore un cas de diarrhée intense et rebelle, compliquée d'affection vermineuse, qui survint chez un petit savoyard âgé de 9 ans. Elle ne céda qu'à la décoction de glands de chêne torréfiés.

III.

CONSTITUTION MÉDICALE DE L'HIVER.

Autant la constitution médicale de l'hiver 1843-1844 avait été inflammatoire sous l'influence d'un froid sec et continu, autant celle de l'hiver 1844-1845 fut catarrhale, muqueuse et rémittente sous l'influence de l'humidité et de continuelles variations atmosphériques.

Au lieu d'avoir une marche régulière et franche, les maladies se confondaient les unes avec les autres, dominées toutes par un élément commun, l'élément catarrhal.

Leur siége et leur forme varièrent beaucoup. On vit en plein hiver des affections qui appartiennent plus spécialement à l'été, des embarras gastriques, des diarrhées, des jaunisses. Les maladies étaient longues, l'invasion lente, les douleurs vagues, errantes ; la marche irrégulière, insidieuse, offrant tout-à-coup les accidents les plus graves, les moins attendus ; les crises étaient peu complètes ; les rechutes fréquentes. Souvent les convalescents à peine relevés d'une maladie retombaient dans une autre. Une fluxion de poitrine survenait au milieu d'une diarrhée ou d'une fièvre exanthématique ; une variole succédait à une fluxion de poitrine, une affection cérébrale à une otorrhée, une fièvre ataxique à des accès de fièvre intermittente.

Presque toujours c'étaient les membranes muqueuses ou séreuses, les tissus fibreux, aponévrotiques, qu'affectait la maladie. La membrane muqueuse des voies aériennes (nez, gorge, bronches), les plèvres, le diaphragme et les deux hypochondres étaient souvent pris ensemble ou successivement.

Trois malades, dont nous donnerons plus loin l'histoire, offrirent les symptômes d'une grave affection du cerveau, délire furieux, rire sardonique, stupeur, rigidité presque tétanique. Mais ni le pouls, ni la face n'indiquaient un état inflammatoire de la tête : c'était un état catarrhal qui avait porté vers les centres nerveux et leurs enveloppes, et déterminé cet état spasmodique violent. Aussi les émissions sanguines ne furent-elles pas prodiguées. Le musc, le camphre, les révulsifs, le tartre stibié en lavage produisirent les meilleurs effets. Ces malades guérirent tous.

Pendant toute cette constitution, les flux séreux abondèrent; ils coulaient de tous côtés, par les oreilles, les yeux, le nez; par des salivations glaireuses, spécialement chez les varioleux; par la diarrhée, les urines. Ces écoulements étaient ordinairement utiles. Une otorrhée qui se supprima fut suivie d'une métastase vers le cerveau, dont aucun moyen révulsif ni dérivatif ne put arrêter les effets.

Les sueurs étaient en général avantageuses, et de bon augure dans les cas graves; mais il fallait qu'elles fussent soutenues pendant quelque temps.

Il y eut aussi des épistaxis répétées et abondantes, qui furent quelquefois critiques. Chez un malade l'affection catarrhale avait déterminé une tumeur parotidienne qui disparut tout-à-coup et fit craindre d'abord une métastase cérébrale; ce malade rendit par le nez plus de deux livres de sang et fut guéri.

Chez presque tous ces fiévreux, il y avait des exacerbations assez fortes le soir.

Mais une des circonstances les plus remarquables de cette constitution fut une éruption rubéolique, qui se manifesta chez un grand nombre de militaires, dans les mois de janvier et de février, et qui forma parmi eux une sorte d'épidémie. Ceux qui en étaient atteints, appartenaient au 48e de ligne, arrivé depuis peu d'Afrique. Leur logement avait sans doute une influence directe sur le développement de cette éruption; car aucun des soldats du Génie, casernés à la citadelle, n'y fut soumis; mais bien plusieurs d'entre eux qui couchaient dans les casernes de la ligne. Les malades eux-mêmes attribuaient leur mal à l'humidité du rez-de-chaussée, qu'augmentèrent les pluies de la saison.

L'éruption consistait dans des taches ou petites plaques rouges, plus ou moins saillantes, quelquefois boutonnées, qui couvraient la poitrine, le bas-ventre, les membres. Chez quelques-uns, ces taches ne faisaient que se montrer et disparaissaient dans la journée; chez d'autres, elles persistaient trois jours ou quatre, rarement davantage. Après la disparition de l'exanthème, il se détachait parfois des pellicules épidermiques; mais, le plus souvent, il n'y avait pas de desquamation.

Chez le plus grand nombre de sujets cette éruption fut sans conséquence; mais chez plusieurs, quand la rougeur allait disparaître, il survenait une douleur plus ou moins vive dans l'un des côtés et tous les symptômes d'une fluxion de poitrine catarrhale des plus intenses. La chaleur était âcre et sans sueur, de fortes exacerbations avec délire arrivaient vers le soir, et quelquefois, malgré l'emploi des moyens les mieux indiqués, la maladie se terminait mal.

Beaucoup de malades durent la recrudescence des symptômes à leur imprudence ou à leur indocilité. Malgré toutes les précautions et tous les avis, ils se découvraient étant en sueur, exposés au courant d'air des portes et des fenêtres, qui, dans un hôpital, ne peuvent pas rester constamment fermées; quelquefois ils se levaient en chemise la nuit, mettant les pieds nus sur les dalles froides. De-là, l'exaspération de la fièvre, des points pleurétiques, des rétrocessions de l'exanthème et des métastases fâcheuses.

La rougeole n'atteignit que des militaires et un seul

civil. La variole et la varioloïde frappèrent indifféremment les uns et les autres ; et tel était le caractère con-
tagieux de cet exanthème, que nous avons vu des piqûres
de sangsues à la nuque, chez un malade voisin d'un
varioleux, se convertir en des boutons de petite-vérole,
qui parcoururent régulièrement toutes les périodes propres à cet exanthème. Trois varioleux, tous robustes,
et de tempérament sanguin, dont aucun n'avait été vacciné, ressentirent les funestes effets de la constitution.
L'éruption fut pénible, irrégulière ; les boutons petits,
aplatis, confluents ; des accidents nerveux, de vives
douleurs aux lombes ou à la tête présidèrent à leur
sortie ; la suppuration se fit mal ; les flux séreux (salive,
larmoiement) coulaient en abondance ; la gorge s'em-
barrassa et les poumons s'engouèrent ; toute la peau se
transforma en une croûte turgescente, épaisse, noirâtre,
crevassée, et d'une insupportable fétidité. Chez d'autres
sujets, bien qu'ils n'eussent pas été vaccinés, les accidents furent beaucoup moins graves : tant les prédiposi-
tions des sujets influent sur la gravité des maladies.

Il y eut, de décembre en avril, environ trente cas de
pleurodynie et une cinquantaine de fluxions de poitrine
graves, mais fort peu de pneumonies franchement inflammatoires ; toutes offraient le caractère catarrhal de
la constitution régnante.

Chez les malades qui succombèrent, l'état des organes montra combien l'élément inflammatoire entrait
peu dans cette constitution. On trouva rarement cette
purulence et ces produits plastiques, propres à l'inflammation, et cette hépatisation des poumons, qui se con-
vertissent en une masse grise, homogène. Ces organes

étaient ordinairement crépitants partout et perméables à l'air, mais abreuvés d'une sérosité sanguinolente, écumeuse ; la matière puriforme, quand elle existait, siégeait dans les canaux bronchiques, mêlée avec des mucosités séreuses ; la membrane muqueuse était parfois rougie et comme ecchymosée ; les feuillets des plèvres n'avaient contracté que des adhérences légères, sèches, minces ; assez souvent de la sérosité était épanchée dans les ventricules du cerveau, dans les plèvres, dans le péricarde. Les intestins étaient ordinairement ulcérés, parsemés de plaques plus ou moins prononcées. Ces plaques intestinales sont loin d'être le symptôme caractéristique de la malignité ; car nous les avons trouvées chez des phtisiques, des hydropiques, qui certainement n'étaient pas morts de fièvre maligne ; tandis qu'elles manquent quelquefois dans celle-ci, ou ne sont nullement en rapport avec la gravité des symptômes (1).

Chez d'autres sujets, nous avons trouvé une sorte de variole du gros intestin, qui était parsemé de boutons arrondis, ayant un petit foyer blanc, entouré d'un cercle rouge. Ces altérations sont autant de traces d'une affection qui, au lieu de frapper ces parenchymes, attaque de préférence les tissus nerveux et membraneux.

En résumant les principaux symptômes qui ont été énumérés, on voit que c'est l'élément catarrhal qui a dominé toute cette constitution.

L'impression du froid humide sur la peau y détermi-

---

(1) M. le professeur Caizergues a constaté ce fait depuis long-temps dans sa clinique. Voir les *Ephémérides médicales de Montpellier.*

nait un état de spasme qui en suspendait les fonctions, et qui, en vertu des sympathies du système cutané avec les membranes internes, retentissait tantôt sur les voies digestives, tantôt sur l'une des grandes cavités, amenant ainsi des affections cérébrales, des pleurésies, de fausses pneumonies, des catarrhes intestinaux, des excrétions séreuses et muqueuses abondantes, et toutes les altérations de tissus que nous avons signalées.

L'éruption morbilleuse n'était qu'un accident et pour ainsi dire un symptôme de la même affection. On sait que la peau, organe éminemment nerveux, est le siége de symptômes importants dans toutes les grandes épidémies : suette, fièvre jaune, peste noire, charbon, mal des ardents. Ici le stimulus catarrhal, débilitant l'organe cutané, y attirait ces espèces d'hémorrhagies éruptives, à caractère fugitif, errant, qui disparaissaient avant qu'il y eut une coction, un travail éliminateur, une desquamation, une dépuration complète.

Les actes pathologiques, mal liés entre eux, manquaient de l'accord nécessaire pour opérer une bonne crise. La fièvre offrait un carartère indécis, peu stable, peu continu, marqué par de fortes exacerbations, avec des douleurs tantôt vagues, tantôt vives et fixes. De là ces mouvements fluxionnaires, désordonnés ; ces crises imparfaites, ces accidents inattendus, et cette diversité d'organes attaqués, soit à la fois, soit l'un après l'autre.

IV.

C'est d'après ces vues, sur le caractère de la constitution régnante et la nature des affections, que furent appliquées les méthodes de traitement.

Ainsi : tâcher de dissiper le spasme de la peau, d'y amener une chaleur douce et la transpiration, d'y maintenir, quand elle s'y montrait, l'éruption morbilleuse, au moyen du repos et de la chaleur du lit, précaution essentielle ; éloigner les causes qui pouvaient refroidir et crisper cet organe, favoriser et entretenir la sueur, calmer la soif et la toux, au moyen des boissons chaudes, émollientes et tempérantes (eau de mauve, d'orge ou de bourrache, sucrée, oxymellée ou édulcorée avec un sirop pectoral ; loochs ou juleps calmants) ;

Quand l'intensité de la fièvre se manifestait par la rougeur de la face, la force et la plénitude du pouls, modérer l'ardeur du sang et l'état inflammatoire, au moyen de la saignée (1) ;

Dissiper et détourner les congestions locales, au moyen des sangsues, des ventouses scarifiées ;

Si, chez un sujet débile, l'irritation se joignait à la faiblesse, et qu'il y eût contre indication aux émissions sanguines, employer contre cet état des moyens spécialement sédatifs de la vie du sang, digitale en poudre, cyanure de potassium ;

Quand un état bilieux ou saburral tenait concentrées

---

(1) Nous devons rappeler ici, qu'en général cette constitution médicale demanda qu'on fut sobre d'émissions sanguines. Chez un militaire qui avait été saigné une fois, la veine s'étant rouverte dans la nuit, il perdit encore beaucoup de sang, et bientôt la fièvre ataxique s'empara du malade.

les forces épigastriques et empêchait l'expansion fébrile,
rompre eet état de spasme, dissiper l'engouement muqueux des intestins, et porter les mouvements à la peau,
au moyen d'un émétique;

Lorsque les douleurs étaient vives sur un point et
dues à une irritation nerveuse ou à un état spasmodique
de la partie, appliquer en ce point des sangsues, et après
leur chute des cataplasmes émollients, laudanisés;

Après cette période d'éréthisme, si les douleurs persistaient ou devenaient errantes, combattre le stimulus
catarrhal, le détourner des membranes et des tissus
internes, au moyen de vésicatoires appliqués aux bras,
sur la poitrine, au cou;

Combattre l'engouement muqueux des poumons et
quelquefois une suffocation imminente, au moyen des
incisifs (kermès minéral), des altérants (infusion
d'ipécacuanha); résoudre les congestions séreuses, au
moyen des révulsifs sur le tube intestinal (tartre stibié
en lavage), des diurétiques (nitrate de potasse);

Arrêter, au moyen de la décoction blanche, des
tisanes gommeuses, etc., les flux diarrhoïques, qui
compliquaient quelquefois d'une manière fâcheuse les
varioles et les fluxions de poitrine;

Si des mouvements convulsifs, le tremblement des
membres, les soubresauts de tendons, annonçaient un
état ataxique ou des spasmes fixés à l'origine des nerfs,
chercher à les dissiper et à régulariser la fièvre au moyen
du camphre associé au nitre, des boissons éthérées;

Dans les cas de rigidité ou de constriction tétanique
dans les membres, ou de spasme cérébral et de délire
nerveux, recourir aux préparations de musc;

Quand les exacerbations, par leur régularité dans leurs retours et les trois stades de froid, chaleur et sueur, indiquaient l'élément périodique, prévenir leur retour au moyen des préparations de quinquina ;

S'opposer à l'état septique au moyen du quinquina, du vin et des autres toniques ;

Enfin, avoir soin de purger les malades à la fin des exanthèmes, pendant la période de desquamation :

Telles sont les principales indications qui furent remplies.

V.

Il s'offrit, au mois de février, plusieurs cas d'apoplexie ; et l'on comprend qu'au milieu de ces brusques perturbations atmosphériques, qui subitement resserrent et relâchent les organes, il doit se produire des mouvements fluxionnaires violents du côté de la tête, quand le sujet y est prédisposé.

L'un de ces malades était un homme déjà paralysé du côté gauche, à la suite de deux attaques antérieures. Le 5 février, il se fit descendre dans la cour et demeura quelque temps au soleil ; il fut pris tout-à-coup de vertiges épileptiformes et mourut à trois heures du matin. Nous trouvâmes un demi-verre de sang épanché dans le ventricule latéral droit du cerveau, avec un gros caillot noir au milieu ; le ventricule latéral gauche était également dilaté par beaucoup de sang plus diffluent. Le ventricule gauche du cœur était hypertrophié, très-dilaté et vide (on sait que les apoplexies sanguines sont assez souvent consécutives à des lésions organiques du cœur).

Comment le malade vécut-il près de neuf heures malgré un épanchemeut aussi considérable? Probablement la congestion se fit graduellement.

L'autre sujet était une femme, âgée de 75 ans. On la porta à l'hôpital sans parole et sans connaissance avec respiration stertoreuse, rétraction de la face à droite et paralysie du côté gauche du corps ; elle avait été saignée le matin. Le soir, à la visite, elle ne donnait aucnn signe de sensibilité ; l'émétique amena quelques évacuations par le haut et par le bas; des vésicatoires furent appliqués à la nuque et aux extrémités. Les jours suivants, la liberté du bas-ventre fut entretenue au moyen du tartre stibié en lavage. Peu à peu la malade recouvra l'usage de ses membres ; elle sortit bien rétablie.

Un troisième était un ouvrier, chez lequel l'attaque moins violente avait laissé des vertiges, des absences, des tremblements dans les membres supérieurs. L'emploi de moyens analogues, précédés d'une forte saignée du pied, amena promptement la guérison.

Ainsi, diminuer la quantité de sang qui congestionne de plus en plus le cerveau, et faire révulsion, en agissant sur le tube intestinal au moyen du tartre stibié, et sur les extrémités au moyen des vésicatoires, afin de décomposer et de dissiper les mouvements qui se portent à la tête : telles sont, dans ces cas, les premières indications à remplir. Il ne faudrait pas faire d'émission sanguine, si l'apoplexie était purement nerveuse ou séreuse.

Le froid plus sec et plus continu du mois de février fit bientôt sentir son influence sur la constitution régnante; il en adoucit le caractère insidieux et la ramena à un ton plus franc et plus inflammatoire. Dans les mois de mars et d'avril, les éruptions rubéoliques ne reparurent plus. Les varioles, si redoutables en janvier, ne se présentèrent que rarement et furent sans accident ni danger. Il y eut deux cas d'hémoptysie, deux de fièvres graves, une dixaine d'angines et autant de fluxions de poitrine. Celles-ci furent alors traitées principalement par les émissions sanguines, et n'offrirent pas la gravité qu'avaient ces maladies en hiver.

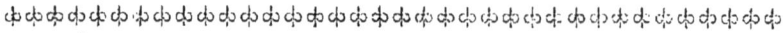

MALADIES CHRONIQUES.

Ne pouvant parler ici de toutes les maladies chroniques qui se sont offertes à l'hôpital Saint-Eloi dans l'espace de deux années, nous nous contenterons de rappeler les principales vues thérapeutiques qui ont servi de base au traitement de ces maladies. Nous ajouterons quelques mots sur celles qui se sont présentées le plus communément : la phthisie pulmonaire, l'hydropisie et quelques affections nerveuses.

I.

C'est par leur marche que les maladies chroniques se distinguent des maladies aiguës.

Une maladie peut être chronique quoiqu'elle n'ait commencé que depuis peu : la dartre, le cancer.

D'autre part, l'état aigu d'une maladie, de la syphilis, par exemple, n'empêche pas qu'elle n'ait un fond de chronicité.

On sait qu'une foule de maladies aiguës ont leurs corrélatives à l'état chronique, en sorte que la lenteur des actes paraît en faire toute la différence. Enfin, la même affection peut passer tour-à-tour de l'état chronique à l'état aigu et à l'inverse, sans que pour cela elle change de nature. Ainsi la distinction entre ces deux ordres de maladies n'a rien d'absolu.

Tantôt les affections chroniques marchent d'une manière continue, *fièvres lentes, consomptives;* tantôt elles reviennent par accès ou attaques plus ou moins éloignées, soit qu'elles laissent subsister dans l'intervalle quelques-uns de leurs symptômes, soit qu'il y ait entre les accès des intermissions complètes.

Cette disposition de l'organisme vivant à reproduire certaines affections, malgré la disparition des phénomènes primitifs, porte le nom de *diathèse.* On lui donne celui de *cachexie,* quand il s'est établi une altération spéciale, profonde, dans tout le système des forces, des solides et des liquides.

L'étude de ces diathèses qui entretiennent ou favorisent le développement des actes morbifiques, est extrêmement importante.

En effet, dans l'état chronique, de même que dans l'état aigu, il faut avoir égard moins au siége qu'à la nature des affections qui constituent la maladie et qui sont autant de sources importantes d'indications. Que le principe scrofuleux attaque le nez, la gorge, l'œil, le poumon ou le mésentère, c'est toujours au fond le même élément qu'il faut combattre et le plus souvent par les mêmes moyens.

Ces diathèses et les affections qui en résultent peuvent être très-diverses.

Au premier rang il faut placer celles que l'on appelle

spécifiques, parce qu'elles sont caractérisées par un ensemble de phénomènes qui est propre à chacune d'elles.

Il y en a quatre que les médecins du dernier siècle regardaient comme les principales sources de nos maux chroniques : ce sont les affections goutteuse, rhumatismale, scorbutique et syphilitique. Aujourd'hui le scorbut s'offre assez rarement, au moins dans nos climats : nous en avons vu à peine quelques cas à l'hôpital de Montpellier, dans l'espace de deux années. Aux précédentes, il faut ajouter les affections dartreuse et cancéreuse.

Outre ces maladies spécifiques, il y a un certain nombre d'autres altérations particulières des forces, des liquides et des solides, qui constituent autant d'affections élémentaires : telles sont l'état nerveux proprement dit (douleur, éréthisme, spasme, paralysie) ; l'état fluxionnaire, inflammatoire, congestif, périodique, et toutes ces diathèses que Bordeu comprenait sous le nom de cachexies sanguine, bilieuse, séreuse, etc., et qu'il a peut-être un peu trop multipliées. En un mot, toutes les affections aiguës, en se prolongeant ou en tournant en habitude, peuvent devenir chroniques.

On comprend que le nom et le nombre des ces affections élémentaires doit varier dans les auteurs, selon leur manière de considérer les causes prochaines des maladies. Il y a deux excès à éviter : celui de vouloir les trop simplifier, par exemple, en rapportant à une seule, l'inflammation, plusieurs affections très-différentes ; et celui de les trop multiplier en donnant à de simples symptômes l'importance d'un élément. Pour nous, nous regardons comme élément d'une maladie tout ce qui est une source majeure d'indications.

Tantôt une de ces affections élémentaires existe seule et pour ainsi dire à l'état de simplicité ; tantôt plusieurs coexistent chez le même sujet sans se confondre et en conservant chacune son caractère et sa marche propres ; tantôt il s'opère entre elles une sorte de fusion et de mélange, d'où résulte une affection mixte, particulière et en quelque sorte hybride ; tantôt l'une est subordonnée à l'autre et n'en est pour ainsi dire que le symptôme, qui disparaît avec la maladie principale ; tantôt enfin, entre plusieurs affections, il y en a une qui prédomine et qu'il faut attaquer la première, après quoi ont combat les autres. Donnons quelques exemples.

Que l'on ait une affection simplement syphilitique, les préparations mercurielles la dissipent. Qu'il s'y joigne une fièvre quarte, les deux affections peuvent n'être qu'associées et comporter chacune un traitement spécifique à part. Qu'à une affection dartreuse se joigne une affection vénérienne, il peut en résulter un état mixte, dans lequel il faudra combiner les préparations sulfureuses aux mercurielles. Un état scrofuleux peut dominer les symptômes syphilitiques, au point que ceux-ci ne céderont qu'au traitement anti-scrofuleux. Kœmpf a vu une maladie vénérienne, subordonnée à des obstructions du bas-ventre, qui ne céda qu'au traitement employé contre celles-ci, et Hunter fait observer qu'en Angleterre, où domine l'état scrofuleux, la maladie vénérienne ne guérit qu'après une médication anti-scrofuleuse. Quelquefois l'état cancéreux détermine sur une partie une réaction inflammatoire, qui aggrave les douleurs et hâte la marche de la maladie. Si l'on ne peut rien contre l'état cancéreux lui-même, on peut au moins combattre l'irritation inflammatoire qui le complique et l'exaspère ; dans ce cas., les anti-phlogistiques pourront non guérir directement, mais pallier les symptômes, et ralentir la marche du cancer.

On demande comment il faut traiter les hydropisies. Mais il y en a qui sont entretenues par un état inflammatoire et que les anti-phlogistiques dissipent ; d'autres qui tiennent à la faiblesse et qui demandent des toniques ; d'autres qui cèdent naturellement à une diarrhée modérée, que l'on doit respecter ; d'autres, dans lesquelles on peut imiter cette marche, en provoquant des évacuations par les selles ou les urines ou les sueurs, quand la nature d'elle-même n'y tend pas ; d'autres où il convient d'exciter des perturbations qui changent le mode d'être actuellement vicieux de l'économie.

Voilà quelques-uns des principes qu'il ne faut jamais perdre de vue dans le traitement des maladies chroniques. C'est parce qu'on n'a pas bien analysé les divers éléments qui entrent dans leur constitution, qu'arrivent souvent tant de mécomptes et d'essais infructueux de traitement.

II.

Indépendamment de ces règles générales, qui même sont communes à toutes les maladies tant aiguës que chroniques, il s'offre par rapport à celles-ci quelques considérations particulières.

Les maladies chroniques sont plus souvent que les aiguës liées à une disposition héréditaire et constitutionnelle. Dès-lors leurs crises sont plus lentes, plus incomplètes et les rechutes plus faciles. C'est moins d'un acte médicateur subit que d'une modification lente du système qu'il faut attendre la guérison. Un régime long-temps soutenu, le changement des habitudes, les convenances du climat, la succession des saisons, l'évolution des âges, sont souvent des conditions essentielles au succès.

Telle maladie qui est aiguë sous tel climat ou à tel âge, est chronique à tel autre. On sait, par exemple, que les catarrhes ont une coction difficile chez les vieillards.

Tantôt les parents transmettent directement aux enfants la maladie elle-même (scrofules, syphilis); tantôt ils n'en transmettent que la prédisposition (phthisie pulmonaire, par exemple).

Souvent l'affection dont les enfants portent le germe, a besoin, pour éclater, du développement des années; elle se montre quelquefois précisément au même âge où les parents en furent atteints eux-mêmes.

Chacun de nous a un organe qui est relativement plus faible que les autres, soit par une disposition native, soit par un exercice trop habituel (l'utérus chez la femme, le cerveau chez les gens de lettres): c'est là que se portent les efforts de la maladie qui devient chronique, et, en particulier, les principes spécifiques, dartreux, vénérien, etc. , qui persistent après la crise.

Une douleur ancienne, un état habituel de spasme, fixé sur une partie, peut en faire un centre d'irritation et y amener un état inflammatoire, qui sera plus ou moins chronique en raison du degré de persistance de la cause ou de la vitalité du tissu.

Telles sont quelques-unes des causes qui amènent la chronicité des maladies.

III.

Mais il faut aussi étudier cette chronicité dans ses rapports avec la fièvre aiguë qui souvent la précède, l'accompagne ou la termine.

Toute maladie régnante, toute fièvre aiguë mal jugée peut donner naissance à une maladie chronique, surtout quand la faiblesse relative d'une partie la prédispose à cet état.

Souvent même une maladie chronique conserve longtemps le caractère de la maladie aiguë dont elle procède; et Sydenham rapporte le cas d'une dysenterie inflammatoire qui durait depuis trois ans et ne fut guérie que par des saignées répétées.

Une partie qui a été fortement impressionnée par une maladie aiguë, en garde pour ainsi dire le souvenir, soit que par la violence de l'affection elle ait reçu quelque atteinte dans son tissu, soit que la nature ait contracté l'habitude d'y porter les mouvements fluxionnaires : d'où les toux chroniques, les phthisies, après les fluxions de poitrine; la tendance à la manie, après certains accès de frénésie; la faiblesse des fonctions intellectuelles chez des convalescents de fièvre typhoïde. On comprend que la faiblesse de la partie doit augmenter en raison de la fréquence et de l'intensité des attaques, comme on le voit pour les maladies apoplectiques, paralytiques et épileptiques.

Toute espèce de fièvre peut se joindre à une maladie chronique, lui donner son ton propre et l'entraîner avec elle dans sa terminaison,

Il y a donc des affections chroniques dont une fièvre

aiguë qui s'allume peut nous débarrasser. C'est ainsi que la fièvre tierce du printemps guérit quelquefois des engorgements ; des hydropisies même, qui duraient depuis l'automne, et qui résultaient d'une fièvre aiguë intempestivement arrêtée et changée en maladie chronique. C'est principalement dans les affections nerveuses, paralytiques, atoniques, muqueuses, lymphatiques, que la douleur et la fièvre aiguë survenant semblent raviver la nature et présagent une conversion heureuse. Il faut alors respecter la fièvre si elle est modérée, la combattre si elle est trop forte, la traiter enfin selon les indications relatives à son espèce.

En général, une maladie chronique se trouve mieux d'une constitution médicale qui est opposée à son propre caractère. Ainsi, la phthisie pituiteuse marche moins vite sous une constitution médicale inflammatoire.

Au contraire, une fièvre aigue complique d'une manière fâcheuse les affections chroniques qui ont un caractère analogue au sien. Ainsi, une constitution médicale inflammatoire peut accélérer la marche des phthisies inflammatoires ; la constitution catarrhale exaspère le rhumatisme ; une fièvre muqueuse ajoute à l'activité des symptômes syphilitiques (1).

Aussi faut-il souvent combattre ces complications aiguës, saigner, par exemple, ou émétiser, selon qu'il

---

(1) Les constitutions catarrhales, muqueuses, ont la plus grande influence sur les maladies vénériennes avec lesquelles elles ont tant de rapport par leur marche, par les exacerbations le soir et la nuit, par le genre de tissus affectés : d'où la difficulté de guérir le rhumatisme syphilitique.

y a complication inflammatoire ou bilieuse; sinon le mouvement tumultueux qui est excité dans l'organisme, retentit sur la partie malade et en aggrave l'état.

Quelquefois la maladie aiguë et la maladie chronique restent quelque temps liées et confondues ensemble; d'autres fois la première suspend la seconde, qui plus tard reparaît avec tous ses symptômes.

Enfin, il arrive qu'une fièvre aiguë ramène une maladie chronique qui semblait endormie et la rétablit dans son premier siége : ainsi, on a vu des érysipèles rappeler des éruptions dartreuses dans un lieu qu'elles avaient autrefois occupé.

IV.

Les maladies chroniques ont aussi leurs crises et leurs moyens d'évacuations, mais plus irréguliers que les aiguës.

Les diarrhées, les flux urinaires, salivaires, peuvent dissiper toute espèce d'affections nerveuses et de maladies chroniques. On peut en dire autant des abcès et de l'excrétion du pus par n'importe quelle voie, de certains ulcères ou fistules, de l'apparition de quelques exanthèmes chroniques : ce sont là des émonctoires par lesquels la nature opère une dépuration ou une dérivation avantageuse.

On reconnaît que ces excrétions sont critiques, lorsque, à mesure qu'elles se font, la maladie principale diminue et que les forces se rétablissent ou qu'elles sont mieux distribuées.

L'art s'efforce souvent d'imiter la nature et de dé-

tourner des organes nobles les spasmes, les oscillations
nerveuses et les courants fluxionnaires, en produisant des
excrétions ou des évacuations révulsives, en appliquant
des vésicatoires, des moxas, des cautères, des sétons.

Quelquefois des moyens perturbateurs énergiques,
des drastiques violents, en provoquant des évacuations
excessives, produisent de bons effets. Mais ces moyens,
qui frappent au hasard tantôt le mal, tantôt la nature,
sont trop dangereux.

Nous venons de parler des excrétions et des produits
pathologiques qui peuvent arrêter la crise des maladies
chroniques ; mais souvent aussi ces produits ne sont pas
critiques, mais symptomatiques. Ils indiquent non la
détente, mais une disposition et une habitude vicieuse,
ou le défaut de ressort, la faiblesse, l'adynamie : telles
sont toutes les cachexies, la fonte séreuse ou purulente,
certaines hémorrhagies pulmonaires et utérines, les
sueurs nocturnes des phthisiques, les pertes séminales
exagérées, les diabétès, l'albuminerie. Il se fait alors
une altération et une perte des principes organiques les
plus précieux, et si l'on n'arrête cette tendance, le malade tombe dans ces maladies consomptives que les anciens comprenaient sous le nom général de phthisies.

Il se forme aussi très-souvent des altérations considérables dans le tissu des solides ; et l'on voit des médecins qui
rapportent toute la maladie à ce dernier ordre de lésions.

Mais, entre ces lésions d'organes et les symptômes,
il n'y a point de rapport nécessaire et constant, et l'on
ne peut tirer du seul examen des tissus lésés ni un diag-
nostic, ni un pronostic certains, et moins encore une thérapeutique solide. Car, d'une part, la lésion organique

seule n'indique pas la nature de la maladie ; et, d'autre part, on peut mourir quoiqu'il n'y ait que peu ou point de lésions anatomiques appréciables, comme on peut vivre malgré des désordres considérables dans les tissus, surtout s'ils se sont formés peu à peu et que la nature ait eu le temps de s'y accoutumer.

Contre ces lésions des solides, il arrive souvent que la thérapeutique ne peut rien ; mais elle peut toujours combattre des symptômes qui ne sont pas nécessairement liés à ces lésions.

V.

PHTHISIES.

Sous le nom de *phthisie*, les anciens comprenaient toutes les maladies consomptives, quelle que soit la partie spécialement affectée ; admettant ainsi des phthisies hépatique, rénale, mésentérique, dorsale, etc. ; et sous quelque forme que s'opère la fonte, pus, sueurs colliquatives, flux muqueux, diabétès, albuminurie, pertes séminales, etc. Dans tous ces cas, le suc nourricier qui forme la base et l'aliment de la vie se consume et se dissipe. Une odeur particulière s'exhale souvent de tout le corps du malade, et les mouches qu'attire son lit, témoignent de la qualité douce et sucrée de la matière animale excrétée ou perspirée. Ainsi le caractère essentiel de la phthisie est un état de consumption générale. Les modernes, en localisant trop cette maladie et la restreignant à la fonte tuberculeuse, ont peut-être rétréci et faussé l'idée plus large et plus exacte que s'en formaient les anciens.

Une infinité de faits démontrent que les excrétions pathologiques ne sont pas toujours le produit immédiat d'une lésion locale du tissu, mais bien une sorte d'émonctoire auquel la constitution tout entière prend une part active ; elle dirige vers un certain côté les produits matériels de la dépuration ou de la consomption, de même qu'elle envoie aux reins les matières de l'urine ; et au cou, aux aisselles, aux aînes, celles des abcès métastatiques.

C'est ainsi que dans la phthisie le pus ne provient pas toujours de l'organe qui paraît le fournir immédiatement. Il y a des cas où le malade le crache par gorgées, ainsi que d'autres matières fétides ; et cependant, à l'ouverture du cadavre, on a trouvé la substance pulmonaire intacte et sans trace de tubercule ni de matière purulente, celle-ci provenant d'un kyste ou d'un abcès plus ou moins éloigné, sans aucun trajet fistuleux qui le conduise aux tubes bronchiques. Quelquefois même on n'a trouvé ni kyste ni abcès. Aussi certains auteurs ont-ils distingué avec raison une phthisie pulmonaire vraie, dans laquelle le poumon est ulcéré, d'avec la fausse phthisie pulmonaire, dans laquelle le poumon n'est point ulcéré.

Ces idées fécondes, fruit des observations cliniques les plus multipliées, semblent avoir dominé toute la pathologie des anciens. Les modernes leur ont substitué des vues beaucoup plus étroites sous l'apparence d'une grande précision, quant au lieu et au genre de l'altération anatomique. Occupés trop exclusivement du fait passif et des détails de tissus, ils ont trop négligé l'étude des lois et des forces vivantes qui dominent ces effets.

VI.

PHTHISIE PULMONAIRE.

Il y a des personnes qui, en toussant, crachent ordinairement du pus, avec fièvre lente ou nulle, et se dessèchent peu à peu.

Cette maladie porte le nom de *phthisie pulmonaire*.

La phthisie pulmonaire est entrée pour plus d'un quart dans le chiffre de la mortalité.

Cette proportion n'étonnera pas, si l'on considère que la phthisie est le mode de terminaison de beaucoup d'autres maladies, et que la plupart des sujets ne se rendent à l'hôpital qu'arrivés à la dernière période de consomption.

Toutefois, ce grand nombre de phthisiques contredit une assertion émise dans ces derniers temps : on a prétendu que les pays sujets aux fièvres intermittentes ne l'étaient point à l'affection consomptive de la poitrine. Il nous a été facile de constater qu'elle attaque très-souvent des personnes qui habitent les bords de la mer et les lieux les plus féconds en effluves marécageux. Les côtes même d'Afrique ne sont pas toujours très-favorables aux phthisiques ; nous avons pu nous en assurer chez plusieurs malades qui arrivaient de cette contrée.

Une influence plus certaine, c'est celle des constitutions atmosphériques. On sait combien les approches et la fin de l'hiver sont contraires dans cette maladie ; mais ils ne le sont pas également toutes les années. Un grand nombre de phthisiques succombèrent du mois d'octobre 1843 au mois de mars 1844, sous une constitution froide et sèche, dominée par le vent du nord et troublée par de brusques variations; au contraire, il y eut fort peu de phthisies mortelles dans ces mêmes mois en 1844-1845, sous une constitution humide et un froid modéré. C'est au moment des brusques changements de temps que les phthisies s'aggravent. Plusieurs malades, qui semblaient l'être à des degrés divers, meurent alors à la fois, et les autres éprouvent une recrudescence marquée. Ces effets sont variables selon le genre de phthisie. Ainsi que nous l'avons déjà dit, la constitution médicale inflammatoire, imprimant à toutes les maladies d'une époque son propre caractère, active l'inflammation tuberculeuse des poumons, et adoucit au contraire les phthisies pituiteuses.

Il importe, pour le traitement de la phthisie pulmonaire, d'établir une grande différence entre celle qui se développe en vertu d'une disposition innée de la constitution, et celle qui est accidentelle ou consécutive à une autre maladie (1).

Dans la première, tout l'organisme primordialement atteint est, pour ainsi dire, prédestiné à la phthisie. Ce n'est pas seulement à l'existence de quelques tubercules dans telle ou telle partie du poumon, qu'il faut attribuer

---

(1) Selon quelques auteurs, la ressemblance des enfants avec leur père ou leur mère ou tel autre de leurs parents, marquée surtout par celle des cheveux, des dents et des ongles, peut faire présumer que l'enfant ressemblera à ce parent, quant à ses prédispositions pathologiques, et spécialement quant à la tendance à la phthisie pulmonaire.

cette affection. Tout le corps est phthisique, comme le prouvent les diverses altérations des forces, des liquides et des solides (conformation de la charpente osseuse, sang pauvre et irritable, émaciation générale, etc.). Il est donc difficile de guérir une maladie qui a tant de racines dans la constitution. Quand on pourrait enlever par une opération les tubercules actuellement existants, on n'aurait pas guéri le malade, tant que persisterait la diathèse, c'est-à-dire la disposition toute spéciale du système à reproduire la maladie, à porter vers les poumons les courants de sucs vicieux. C'est cette diathèse qu'il faudrait détruire. La formation des tubercules, leur inflammation, leur suppuration, la fonte purulente n'en sont que les effets ou les suites.

Remarquons aussi que la gravité des symptômes est loin d'être constamment en rapport avec le progrès des tubercules. Nous avons vu souvent des sujets succomber pendant qu'ils étaient encore à l'état de crudité et même peu nombreux. Quelquefois une érosion des vaisseaux sanguins ou des tubes bronchiques, amenant une hémoptysie; des inflammations partielles, des points pleurétiques qui surviennent, précipitent la fin du malade. D'autres fois la vie se soutient encore, quoique les ulcérations et les cavernes ne laissent plus qu'un peu de substance pulmonaire qui soit perméable à l'air. La suppuration elle-même, quoique d'un mauvais signe en soi, peut être quelquefois relativement avantageuse. De temps en temps, des tubercules qui suppurent font office de cautères, dit Grimaud.

Ainsi, selon les circonstances, tantôt la marche de cette maladie est lente et cachée, tantôt aiguë et *galo-*

pante. La douceur du climat ou de la saison, des soins et des précautions constantes, un travail vital qui se fait ailleurs, une grossesse (1) par exemple, peuvent pour un temps suspendre ou ralentir ses progrès. On voit des phthisiques radicalement atteints, qui cependant prolongent leur carrière pendant plusieurs années.

Les phthisies accidentelles, tenant moins à l'essence de la constitution, offrent des chances plus favorables que les phthisies tuberculeuses héréditaires. Dans cette classe, il faut comprendre toutes ces fièvres consomptives avec lésion des organes de la respiration, ordinairement résultat d'une maladie aiguë, tantôt sans matière évacuée, *phthisie nerveuse*, tantôt avec continuelle sécrétion de matières muqueuses, séreuses ou puriformes, rejetées au-dehors ou épanchées au-dedans. Ces affections ont toutes quelque chose de commun, qui est la fièvre consomptive ; et Hippocrate, dans ses livres des Epidémies, donne le nom de *phthisiques* à tous ceux qui ne succombent pas dans l'acuité de la maladie, mais de ses suites. Les fluxions de poitrine mal jugées prennent ordinairement cette marche.

---

(1) M. le professeur Broussonnet a vu une femme phthisique et infectée par une maladie vénérienne, chez laquelle la grossesse supprima entièrement les symptômes de la phthisie et de la syphilis. La malade avait même repris de la fraîcheur et un certain embonpoint; mais, trois mois après l'accouchement, ces deux affections se déclarèrent de nouveau et l'emportèrent rapidement. L'enfant lui-même, d'abord d'apparence robuste, fut bientôt en proie à tous les symptômes de l'affection vénérienne et périt.

Le catarrhe pulmonaire chronique, qui consiste dans une irritation et une sécrétion vicieuse de la membrane muqueuse bronchique, simule très-souvent la phthisie. Il peut même la produire à la longue, soit en épuisant la constitution par l'abondance des sécrétions et par une espèce de fonte séreuse (Thomas Reid), soit en provoquant par les efforts continuels de toux la formation des tubercules ou des ulcérations corrosives. Si la toux chronique est souvent un symptôme de la tuberculisation, souvent aussi elle agit à titre de cause, et tel sujet prédisposé à la phthisie héréditaire n'en aurait peut-être jamais présenté les symptômes, si un catarrhe négligé n'avait hâté le développement des tubercules.

Enfin, toute espèce de métastases, toutes les diathèses spécifiques, peuvent porter sur la poitrine et provoquer des toux chroniques et des phthisies.

VII.

C'est d'après l'ensemble de ces considérations que le traitement de cette affection doit être dirigé.

Ainsi, quand la toux est symptomatique d'une autre affection, d'un état pléthorique ou inflammatoire, d'un état gastrique ou bilieux (toux stomacale), d'une métastase syphilitique ou autre, il faut traiter l'affection principale selon les indications relatives à son espèce (saignée, anti-phlogistiques, vomitifs, mercure, etc.). La toux, qui n'en est qu'un symptôme, disparaîtra avec elle.

Chez la femme, il y a de grandes relations entre les maladies de poitrine et le jeu des organes qui produisent les évacuations menstruelles. Il faut distinguer avec soin les cas où l'affection du poumon est symptomatique d'une suppression du flux périodique, dont l'effort se détourne vers la poitrine et peut aller jusqu'à déterminer l'hémoptysie, et ceux où la suppression n'est qu'une conséquence de la phthisie pulmonaire. Les moyens propres à rappeler les menstrues, tels que les martiaux, si utiles dans le premier cas, seraient funestes dans le second ; ils ne feraient qu'irriter et hâter l'inflammation tuberculeuse.

Une ancienne affection dartreuse, qui depuis longtemps a disparu de la peau, peut entretenir l'irritation de la membrane muqueuse bronchique et déterminer un catarrhe rongeant, une toux chronique rebelle. Les vésicatoires, les anti-herpétiques (douce-amère, eaux sulfureuses), produisent alors de bons effets.

La suppression d'un ulcère fistuleux, d'un ancien cautère, des hémorrhoïdes, peut également amener vers la poitrine les accidents les plus fâcheux. Il faut faire révulsion en ouvrant des cautères, en rappelant le flux hémorrhoïdal (sangsues au fondement, ventouses sèches, bains de siége, pilules aloétiques). Morton rapporte le fait d'un blessé chez qui les symptômes de phthisie se déclaraient à mesure que la plaie de la cuisse se desséchait, et cessaient quand l'écoulement ulcéreux reparaissait.

La fièvre et la toux peuvent dépendre d'un épanchement séro-purulent dans la cavité pleurale ; la digitale en poudre, en teinture, les diurétiques (tisane de pariétaire, tisane de chiendent nitrée) sont alors employés avec succès.

Pour apaiser la douleur et la toux, calmer le spasme

et la constriction pulmonaires, nous avons vu prescrire
avec avantage la potion suivante :

Cyanure de potassium,	1 grain ;
Digitale en poudre ,	6 grains ;
Sirop pectoral de Maloët,	1 once ;
Eau de laitue ,	3 onces.

A prendre par cuillerée de temps en temps.

Dans les cas de catarrhe chronique avec expectoration
séreuse abondante, les malades se trouvent très-bien
des vésicatoires appliqués au bras ou sur le côté et long-
temps entretenus, des frictions sur la poitrine avec la
pommade stibiée. Nous avons vu aussi obtenir d'excel-
lents résultats des balsamiques administrés à l'intérieur,
tels que le baume de Tolu, ainsi que de la décoction de
lichen d'Islande. (Il faut avoir soin de bien dépouiller le
lichen de son principe amer par une première ébullition.)

En même temps, les tisanes et les potions pectorales
émulsionnées, sédatives (au moyen de l'opium, du
laudanum, de l'acétate de morphine, du cyanure de
potassium), corrigent l'âcreté des humeurs, calment
l'irritation nerveuse, diminuent la douleur et la toux.

Dans la phthisie tuberculeuse commençante, on
applique avec succès des cautères volants sur les parties
de la poitrine qui correspondent aux points internes les
plus affectés. Mais il faut s'assurer auparavant qu'il n'y
a pas de fièvre exacerbant le soir ; car, dans ce cas, ils
seraient nuisibles et ajouteraient à l'irritation.

Le lait coupé avec la décoction de kina, l'eau seconde
de chaux, ralentissent les progrès de la fonte purulente.

Les aliments doivent être à la fois doux, restaurants,
analeptiques et de facile digestion ; le lait d'ânesse, les

crèmes de salep, de sagou, d'arrow-root et autres fécules,
sont très-propres à soutenir les forces sans fatiguer l'estomac.

VIII.

Dans le courant de la phthisie, il importe de veiller
aux inflammations partielles des tubercules, aux points
pleurétiques qui se forment avec fièvre aiguë et qui
souvent emportent le malade avant que la phthisie soit
complète. De petites saignées, des sangsues appliquées
sur la partie douloureuse et l'ensemble des moyens
anti-phlogistiques doivent alors être employés et pro-
portionnés à l'état des forces, aux ménagements que
demandent la faiblesse du sujet et la longueur de la
maladie.

On a vanté contre la phthisie des drastiques et d'autres
remèdes violents, et il est certain que des perturbations
énergiques ont pu rompre le travail morbifique qui se fait
dans les poumons et guérir quelques malades ; mais ces
cas sont trop rares et le moyen trop dangereux, pour
qu'aucun médecin prudent doive jamais conseiller de
recourir à de pareils remèdes (1).

En général, il faut dans cette maladie être très-
réservé dans l'emploi des remèdes. S'ils sont trop actifs,

---

(1) M. le professeur Broussonnet nous a raconté que,
son père ayant prescrit du *salep* à une religieuse, phthisique au dernier degré, le pharmacien ayant mal lu
donna de la résine de *jalap*; il s'ensuivit une superpur-
gation qui mit la malade à toute extrémité, après quoi
elle guérit.

ils provoquent une réaction qui épuise le malade, en ajoutant une irritation artificielle à la fièvre consomptive déjà existante.

Quand il y a phthisie tuberculeuse confirmée, ulcération des poumons et commencement de fonte purulente, il arrive souvent que le traitement doit être purement palliatif et symptomatique.

Il ne faut pas alors s'obstiner dans l'emploi d'un remède qui fatigue, les meilleurs finissent par être contre-indiqués. Si l'on y insiste trop, les émissions sanguines épuisent les forces ; l'opium échauffe et dessèche la gorge ; les balsamiques augmentent la constriction pulmonaire ; le vin, si propre à soutenir les forces défaillantes, excite la fièvre ; le lait, qui à lui seul remplit souvent tant d'indications différentes, occasionne quelquefois la gastricité et la diarrhée. Si l'on essaie d'arrêter la fonte des poumons, il s'ensuit un flux du ventre ; si l'on veut arrêter celui-ci, la poitrine s'embarrasse de nouveau. Cette maladie atteste la puissance des agents thérapeutiques, car chacun d'eux calme d'abord les symptômes auxquels il est approprié ; mais elle démontre aussi que leur puissance est limitée, car ordinairement la maladie finit par reprendre l'empire. Aussi, au lieu de chercher à opposer une barrière absolue à un mal qui n'en connaît pas et qui ne ferait que s'en exaspérer, il faut seulement modérer ce qui est excessif et combattre les symptômes selon leur degré de prédominance.

Par ces moyens doux, par un régime varié et approprié à l'état actuel, par ces précautions extrêmes à éviter tout ce qui ferait empirer le mal, on peut faire durer long-temps, quelquefois plusieurs mois, plusieurs an-

nées, un malade dont des remèdes trop actifs et des
essais inopportuns auraient précipité la perte.

IX,

Si la phthisie pulmonaire occupe le premier rang
parmi les maladies chroniques graves, l'hydropisie peut
être mise au second; c'est celle qui, après la phthisie
pulmonaire, nous a offert le plus de cas mortels.

Cette proportion, dans la mortalité des hydropiques,
tient à ce que cette maladie est très-souvent symptomatique de quelque grave affection interne : abcès, tubercules, squirrhes, cancers ou autres cachexies, et que
l'on met alors sur le compte de l'hydropisie, qui est l'accident le plus apparent, la terminaison fâcheuse d'une
maladie plus cachée. Nous avons eu occasion de constater
plusieurs fois par l'autopsie ces corrélations des anasarques et des épanchements séreux, comme symptômes de
lésions organiques qui avaient entraîné la mort (1).

(1) Entre autres cas remarquables par la gravité des
lésions organiques, nous citerons celui d'un Piémontais,
garçon de restaurant, hydropique depuis deux ans, chez
lequel nous avons trouvé le foie pâle, flétri, creusé de
clapiers remplis de matière pultacée. De très-fortes adhérences unissaient le foie, le colon transverse, la rate et le
diaphragme; il fut impossible de trouver la moindre trace
de la vésicule biliaire, perdue dans ces adhérences
inextricables. Le ventricule gauche du cœur était hypertrophié; il avait une hernie ombilicale. Une grande quantité de sérosité était épanchée dans le bas-ventre, dans
le péricarde, dans les plèvres; les circonvolutions céré-

Quant à l'hydropisie essentielle, elle peut être considérée elle-même comme une sorte de maladie consomptive. Sa cause prochaine est dans une disposition générale de l'organisme, en vertu de laquelle il convertit tout en sérosité, les solides et les liquides, les aliments que l'on prend et les matières de l'absorption. Elle a cela de commun avec les autres cachexies humorales (fonte purulente, diarrhées et sueurs colliquatives, flux de sang immodérés, etc.), qu'elle ruine la constitution par l'excès d'un certain genre de sécrétion. Seulement ici la matière, au lieu d'être évacuée au-dehors, se dépose dans l'intérieur du corps, et par sa présence ajoute à la gravité des symptômes.

Quelquefois, prenant l'effet pour la cause, on s'imagine que toute la maladie consiste dans la présence du liquide épanché, et qu'il ne faudrait que vider l'eau pour guérir le malade.

Mais l'expérience atteste que la ponction n'est pas toujours un bon expédient. Non qu'elle n'ait réussi quelquefois; mais pour être utile il faut qu'elle soit soumise à quelque mouvement critique, à quelque modification interne; sinon, en retirant la sérosité épanchée, on n'enlève pas la diathèse qui la produit : aussi le plus souvent, après l'évacuation, il se forme une nouvelle quantité de liquide, quelquefois avec une rapidité

---

brales en étaient mouillées et ramollies; une plaque squirrheuse, creusée d'aréoles, s'offrit à la face interne de la dure-mère; le malade était habituellement assoupi. Le 24 juin, il se leva et descendit pour prendre un livre à la bibliothèque, dormit toute la nuit et mourut à six heures du matin.

effrayante. Bientôt il faut renouveler l'opération, et outre les dangers de celle-ci, chaque fois on ajoute à la faiblesse par la nouvelle sécrétion que l'on provoque et que l'on rend plus active. C'est donc une pratique conseillée par beaucoup de médecins, de ne recourir à la paracentèse que dans les cas de tension extrême du bas-ventre, quand le malade est menacé de suffocation. La ponction est alors un moyen purement symptomatique. Il peut être prudent de ne pas évacuer alors tout le liquide le premier jour, de peur d'amener, par cette soustraction brusque, des défaillances et des accidents fâcheux.

Il y en a qui regardent l'hydropisie comme dépendant constamment d'une lésion anatomique, spécialement des gros vaisseaux du système sanguin. Il est certain qu'il en est souvent ainsi. Nous avons vu des hydropisies survenues à la suite d'une lésion traumatique, ou bien liées avec des engorgements de la rate, mais surtout avec des altérations du foie, dont le vice fonctionnel joue un rôle important dans ces maladies ; d'autres coïncidaient avec des hypertrophies du ventricule gauche du cœur, avec des hernies, avec des hydatides ou des kystes dans les capsules surrénales, dans les ovaires, les reins ou le mésentère, quelquefois crevés et ouverts dans la cavité abdominale. Souvent, par suite d'un vice dans les organes destinés à la formation, ou à la circulation, ou à la dépuration du sang, l'hématose se fait mal, elle engendre de la sérosité ou des gaz. Alors les parties les plus crues et les plus aqueuses, comme disent les anciens, retenues dans les vaisseaux et ne pouvant être convenablement réparties et assimilées, se répandent dans les cavités voisines ou dans les mailles du tissu cellulaire.

Mais il ne faut pas perdre de vue qu'entre la lésion organique et l'épanchement il n'y a pas une dépendance nécessaire et absolue, mais seulement contingence. Ce qui le prouve, c'est qu'on peut dissiper l'hydropisie, quoiqu'on ne puisse rien faire contre la lésion anatomique qui l'a produite. Nous avons vu, entre autres, un malade qui avait un épanchement très-considérable dans le bas-ventre et dont la rate offrait un volume énorme; l'épanchement fut guéri après environ trois semaines de traitement; et bien que la rate eût conservé toujours un volume considérable, ce malade, qui dix-huit mois après rentra à l'hôpital pour une autre cause, ne vit plus se reproduire l'hydropisie. Ainsi, on peut guérir l'épanchement qui est l'effet d'une lésion organique, lors même que cette lésion demeure inaccessible aux agents thérapeutiques.

Une autre preuve que l'hydropisie et la lésion des tissus ne sont pas liées d'une manière nécessaire, c'est qu'il se présente tous les jours à l'hôpital des douaniers dont la rate, à la suite de fièvres intermittentes prolongées, a acquis un volume démesuré, sans qu'il y ait aucune trace d'épanchement. Il faut donc, pour la production de celui-ci, admettre de plus une diathèse, une disposition particulière de l'économie à former de la sérosité.

Enfin, il y a des hydropisies qui ne tiennent à aucune lésion appréciable de tissus, qui sont essentielles et produites par une cachexie spéciale.

Souvent alors l'épanchement du liquide se fait dans plusieurs cavités à la fois, en même temps que dans le tissu cellulaire des membres et du tronc ; quelquefois on peut suivre les progrès de l'infiltration qui marche de bas en haut, amenant tour-à-tour le hoquet, la suffocation; et enfin une somnolence qui marque que la tête commence à être envahie et présage une fin prochaine.

Il existe de grandes relations entre les hydropisies et les émonctoires naturels de l'économie. La suppression de la transpiration cutanée, un vice dans la sécrétion des urines ou dans celle de la bile, ont souvent une grande part dans le développement de cette maladie. C'est ce que prouvent l'aridité de la peau, la teinte ictérique de la face, et l'altération fréquente des urines qui sont tantôt albumineuses, tantôt rosacées, briquetées, troubles, peu abondantes. On comprend combien il serait important de ramener ces excrétions à un mode plus régulier.

Les épanchements séreux sont quelquefois liés à la rétrocession d'un exanthème soit aigu, soit chronique. On sait que les scarlatines mal jugées peuvent amener l'hydropisie. Un jeune homme entra à l'hôpital au mois de mars 1844; étant ivre et en sueur, il avait bu de l'eau froide, une sorte d'éruption dartreuse qu'il avait sur le bas-ventre fut répercutée, il s'ensuivit un anasarque considérable avec fièvre aiguë. Le malade fut saigné, il prit quelques bains (M. Andrieu, agrégé, faisait alors le service); des plaques rouges parurent sur le bas-ventre, et nous vîmes l'épanchement et l'infiltration se résorber à mesure que l'exanthème s'étendait.

Dans deux autres cas, le développement de l'hydropisie se rattachait à une suppression des menstrues; dans un autre, à la brusque suppression d'une otorrhée par une injection dont la malade ne put pas nous indiquer la nature. Chez un vieillard, la guérison d'une diarrhée fut suivie d'une hydropisie générale.

Très-souvent ces épanchements reconnaissaient pour cause des fièvres intermittentes mal traitées.

X.

Les hydropisies ne sont jamais plus sûrement guéries que quand la résorption du liquide est subordonnée à une crise qui rétablit les excrétions naturelles, ou qui ramène les flux, la fièvre ou les exanthèmes supprimés. C'est ainsi que nous en avons vu qui cédaient à des sueurs, à des diarrhées, à des flux urinaires, à des éruptions à la peau, à des accès de fièvre intermittente qui survenaient. Des sueurs abondantes, qui se déclarèrent vers le 14e jour de la maladie et coïncidèrent avec le retour des menstrues, guérirent une femme d'un énorme épanchement abdominal avec infiltration générale. Cette femme était âgée de 48 ans, elle était très-grasse, et tout essoufflée ; l'expectoration était séreuse, jaunâtre, mêlée de stries de sang ; il y avait eu un peu de délire, et des éruptions de croûtes aux lèvres et à la racine du nez. Des vésicatoires, des frictions avec la teinture de digitale, des loochs avec le kermès minéral, des boissons nitrées, quelques purgatifs, concoururent à obtenir cette guérison.

Il ne faudrait pas confondre ces mouvements fébriles, ces évacuations, ces éruptions critiques, avec d'autres qui sont purement symptomatiques et quelquefois du plus mauvais augure, telles que des diarrhées, des hémorrhagies adynamiques, des taches livides, des éruptions érysipélateuses d'un rouge vineux , signe des derniers efforts de la nature près de succomber.

Quand rien n'annonce un mouvement naturel et spontané vers la guérison , l'analyse clinique doit intervenir pour combattre les éléments qui constituent la maladie.

Il y a des hydropisies liées à un état d'éréthisme nerveux ou inflammatoire , caractérisé par un pouls vibratile , la soif , un peu de chaleur , le spasme et la sécheresse de la peau. Cet état d'éréthisme général ou local est avantageusement combattu par la diète lactée (lait cru pour toute nourriture ou seulement avec un peu de pain) , par le petit-lait, les bains et en général les émollients et les tempérants. Ces moyens doux dissipent cet état d'irritation , qui , gênant l'action des parties, en altère les fonctions et y accumule la sérosité. Nous avons vu la diète lactée obtenir un plein succès, surtout quand la maladie avait commencé depuis peu , que le malade conservait assez de forces , et qu'il avait la constance de se soumettre exactement à ce régime.

Si l'irritation nerveuse va jusqu'à produire des douleurs aiguës dans le bas-ventre , on peut employer les fomentations émollientes, les liniments sédatifs, les embrocations avec l'huile de jusquiame , le camphre et le laudanum.

Quelquefois l'hydropisie est sous la dépendance d'un état inflammatoire très-prononcé, indiqué par la chaleur , la fièvre , la plénitude et la dureté du pouls , et souvent par un état de tension douloureuse de tout le bas-ventre ou de quelqu'une de ses régions. C'est le cas d'employer les anti-phlogistiques, petite saignée, sangsues.

L'hydropisie est encore plus souvent liée à un état d'atonie. On la voit survenir après des saignées trop répétées, des hémorrhagies immodérées, à la suite de quelques fièvres muqueuses et des longues fièvres intermittentes, qui ont ôté aux tissus leur ton propre et leur ressort, et souvent amené des engorgements du foie, de la rate. Le peu de chaleur, l'absence de toute réaction, la tendance des eaux à se porter indifféremment vers la partie la plus déclive, indiquent cet état d'atonie. C'est le cas de recourir aux toniques. Nous avons vu employer avec avantage la limonade martiale, le sous-carbonate de fer incorporé dans suffisante quantité d'extrait de genièvre, mais surtout le sel martial de Lagrésie qui est à la fois tonique, fondant et diurétique. Voici sa composition :

Sulfate de potasse,	12 onces ;
Sulfate de fer,	6 gros ;
Acide sulfurique,	34 gouttes.

On donne ce sel à la dose de 18 à 60 grains, pour un litre de tisane.

On ne doit pas oublier que, pour que ces moyens soient utiles, il faut qu'il n'y ait ni irritation inflammatoire des viscères, ni adynamie; mais seulement un défaut de ton, une sorte de torpeur et de faiblesse relative dans les parties où s'est fait l'épanchement.

Dans deux cas d'anasarque considérable avec suffocation imminente, nous avons vu obtenir les meilleurs effets des vésicatoires répétés aux jambes et aux cuisses. Un de ces malades avait eu, avant d'entrer à l'hôpital, une fièvre ataxique, qui avait duré deux mois. L'atonie était très-grande, tous les membres étaient infiltrés. Le pénis gonflé et contourné permettait à peine l'évacuation de l'urine, les bourses furent dégorgées par quelques mouchetures, les vésicatoires déterminèrent l'évacuation d'une grande quantité de sérosité ; il survint en différents endroits des taches ecchymotiques. On prescrivit le sel de Lagrésie, des pilules avec la scille, la digitale et le nitre, un régime analeptique ; l'hydropisie se dissipa entièrement.

Enfin, puisque la nature guérit quelquefois les hydropisies en augmentant les excrétions et les évacuations, on peut chercher à en imiter les effets au moyen des diurétiques, des purgatifs drastiques, des stimulants du système lymphatique, acétate de potasse, crême de tartre, vin blanc, poudre de cloportes, nitre, scille, digitale en poudre, en teinture, rob de sureau, résine de jalap, etc. Ces divers moyens peuvent être combinés ensemble ou employés successivement ; on insiste sur celui qui paraît plus avantageux pour le cas actuel, on suspend celui qui fatigue ou produit des accidents. Car il est à remarquer que le même remède, diurétique par exemple, ne réussit pas toujours dans la même espèce d'hydropisie, et n'a pas toujours le même effet thérapeutique chez le même sujet.

Quant aux complications qui peuvent survenir aux hydropisies, et aux diathèses spécifiques qui peuvent les entretenir, les principes qui ont été émis précédemment, peuvent leur être facilement appliqués.

XI.

MALADIES NERVEUSES.

Les affections nerveuses se sont offertes en grand

nombre, spécialement dans les salles des femmes, pendant les mois de mars et d'avril 1844; elles s'y sont présentées sous toutes les formes, depuis la catalepsie jusqu'aux accès maniaques. Des hystériques, des hypocondriaques, des épileptiques semblaient s'y être donné rendez-vous; on eût dit qu'il y avait une épidémie de maladies nerveuses. A peine était-on accouru pour contenir une malade en convulsion, qu'une autre en était saisie dans le voisinage. Le principe d'imitation parut avoir assez d'influence pour que l'on crût nécessaire d'en mettre quelques-unes dans des salles séparées. Le souffle du vent du nord semblait exaspérer ou renouveler les attaques.

L'une d'elles, d'un caractère assez doux et fort calme pendant les rémissions, faisait, pendant les accès, toute espèce de contorsions, sa face était bouleversée, elle se frappait à grands coups, se mordait les bras, et se serait déchirée, si on ne l'eût fortement contenue. Une péritonite catarrhale qu'elle contracta, n'apporta aucune modification à la violence des accidents nerveux, qui continuèrent quelque temps encore, après qu'elle eût été guérie de cette maladie aiguë. Chez une autre, les accès revenaient périodiquement chaque jour à la même heure, duraient huit à dix heures de suite, et quelquefois redoublaient dans la journée, de manière à ne lui laisser que quelques moments de repos. La parfaite régularité dans le retour des attaques avait fait espérer qu'elles pourraient céder à l'administration de l'anti-périodique. Et en effet, le sulfate de quinine suspendit les accidents le premier jour; mais ils revinrent les jours suivants, sans que le kina ni ses préparations, donnés sous toutes les formes, amé-

liorassent en rien la maladie, qui plus tard céda d'elle-
même quand on l'eut changée de lieu. Chez une troisième, l'affection hystérique amenait tour-à-tour toute
espèce de symptômes aigus, céphalalgie intense, état
gastrique, palpitations, douleurs vives au côté, au bas-
ventre, avec plus ou moins de fièvre.—La plupart de ces
malades attribuaient ces attaques à quelque forte émotion
morale qu'elles avaient éprouvées, et en effet, la moindre
contrariété excitait le retour des convulsions. Elles
étaient âgées de 17 à 30 ans ; presque toutes avaient
quelque dérangement dans l'évacuation menstruelle.

XII.

Le traitement de ces maladies fut en rapport avec la
nature de la cause que l'on présumait les entretenir.

Il est évident que, dans la plupart de ces affections
nerveuses, il y a défaut d'harmonie entre les forces
motrices et les forces sensitives. Il faut donc recourir
aux moyens que l'expérience a fait reconnaître comme
propres à rétablir cet équilibre : tels sont les remèdes
appelés nervins et anti-spasmodiques, racine de valériane, feuilles d'oranger, oxyde de zinc, succin, assa-
fœtida, castoréum, éther, etc. Nous avons vu, entre
autres, la poudre de valériane, à la dose de 30 à 40 grains
par jour, produire de très-bons effets chez une femme
atteinte depuis long-temps d'épilepsie ; on eut soin d'associer les révulsifs (purgatifs de temps en temps) aux
anti-spasmodiques. La malade, qui un an après rentra
à l'hôpital pour une autre cause, nous assura qu'elle
n'avait pas eu d'autre attaque.

Quand la sensibilité se trouve altérée par excès, il faut recourir aux calmants, aux adoucissants, aux émollients et aux tempérants (lait d'ânesse, petit-lait, eau de veau, eau de poulet, bains). Si l'excitation de la sensibilité va jusqu'à produire des douleurs vives, on a recours aux préparations opiacées et autres sédatifs du genre nerveux (extrait de jusquiame, de belladone). Dans des cas de gastralgie rebelle, M. le professeur Caizergues a plusieurs fois administré avec succès l'oxyde blanc de bismuth; et dans un cas de prosopalgie très-aiguë, les pilules de Méglin; mais toujours après avoir préalablement combattu les complications, s'il en existait.

Si les forces sensitives sont altérées par défaut, il faut recourir aux toniques (kina, préparations martiales), à un régime analeptique et fortifiant.

Quelquefois il est difficile de reconnaître si c'est à l'excès ou au défaut de forces que sont liés les accidents nerveux. On peut alors, suivant le conseil de Barthez, alterner les adoucissants et les toniques, afin de rompre l'enchaînement des actes morbifiques et de ramener, par ces oscillations successives, une meilleure distribution des forces.

Un sergent-major du Génie avait été saisi tout-à-coup d'un état de paralysie d'un côté de la face, avec spasme marqué du côté opposé. Après les évacuations convenables, M. le professeur Broussonnet prescrivit des frictions sédatives (extrait de belladone) sur le côté atteint de spasme, et des frictions toniques (sulfate de quinine dissous dans de l'eau-de-vie) sur le côté opposé. Le malade guérit en peu de jours.

Dans ces affections encore, il y a des mouvements

critiques à respecter ou à surveiller. Des sueurs, des éruptions à la peau (dans un cas, l'apparition d'une varioloïde) dissipèrent les accidents nerveux chez quelques-unes des hystériques dont nous avons parlé. Chez une autre, ces accidents étaient sous l'influence d'une affection dartreuse, invétérée ; on prescrivit le suc de carottes long-temps continué, la décoction de feuilles de pensée sauvage, de tiges de douce-amère ; des bains savonneux, hydro-sulfureux ; son état s'améliora peu à peu. — Chez la plupart d'entre elles, la cessation des accidents coïncidait avec le retour des menstrues.

Une précaution importante pour le succès du traitement de ces affections nerveuses, c'est, d'une part, d'entourer les malades d'un certain calme, et de leur éviter tout ce qui, exaltant leur susceptibilité, ne ferait qu'enraciner le mal en provoquant de nouveaux accès ; et, d'autre part, de donner toujours aliment à leur activité physique et morale par un exercice ou des occupations en rapport avec leur état.

Nous ne parlerons point ici des diverses diathèses spécifiques, ni des différents états bilieux, gastrique, inflammatoire ou pléthorique, ni des autres altérations qui peuvent compliquer ou entretenir les hystéries et les hypocondries. Ici, de même que pour les phthisies, les hydropisies : c'est dans le traitement de l'affection principale qu'il faut chercher celui des accidents nerveux, quand ils sont symptomatiques.

Nous ferons seulement observer, en terminant, que le plus souvent les maladies nerveuses ont leur source dans quelque affection du bas-ventre, dans un état de spasme, de torpeur ou d'irritation qui en altère les sécrétions et l'absorption. Les fonctions abdominales sont la base et le fondement de toutes les autres. Quand elles se font mal, elles répandent dans tout le système ce trouble, connu sous le nom de vapeurs mélancoliques, cause de toute espèce d'incommodités et de maux chroniques. De même que les émotions morales dérangent les digestions et retentissent dans le bas-ventre, de même les affections de celui-ci ont leur contre-coup dans tout le genre nerveux, en troublent l'harmonie, en exaltent ou en pervertissent la sensibilité.

Il faut donc, dans ces maladies, surveiller les fonctions abdominales, maintenir la liberté du bas-ventre, dégorger les empâtements et dissiper la paresse intestinale, au moyen des purgatifs répétés de temps en temps ; activer la sécrétion cutanée, au moyen des bains, de l'exercice, qui sollicitent et animent les digestions ; être attentif aux flux hémorrhoïdaux et aux autres émonctoires que la nature établit et que notre imprudence fait quelquefois tarir mal-à-propos.

Surtout il ne faut pas oublier qu'en général, dans les maladies chroniques, puisqu'elles s'établissent lentement, c'est lentement aussi que l'on peut espérer de modifier l'économie, et qu'on doit peut-être moins attendre des médicaments que de la diététique, c'est-à-dire d'un régime et d'un genre de vie qui font concourir au traitement le bon exercice de toutes les fonctions.

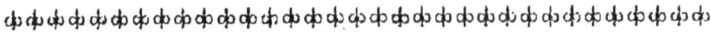

OBSERVATIONS.

———⋖•⋗———

Si les principes, qui sont le résultat de l'observation raisonnée des faits, portent la lumière dans la pratique de l'art, de leur côté, les faits pratiques montrent la justesse des principes, et souvent l'exemple est mieux compris que la règle.

Nous allons donc présenter ici un certain nombre d'observations cliniques, relatives aux différentes constitutions médicales dont nous avons parlé, en joignant à chacune de courtes réflexions, pour faire voir quelles sont les principales indications qu'on a voulu remplir (1).

---

(1) Nous croyons devoir rappeler que toutes ces observations ont été prises avec une scrupuleuse fidélité, jour par jour, auprès du lit du malade.

I. FIÈVRES RÉMITTENTES.

(Les cinq observations qui suivent ont été prises dans le service de M. le professeur Caizergues.)

Première observation (août 1845).— Un jardinier de Frontignan a de longs accès de fièvre, irrégu- liers dans leurs retours. Le premier, dit-il, a duré trois jours ; le second, de dix heures du matin jus- qu'à la nuit ; le troisième succède presque aussitôt au précédent et dure jusqu'au lendemain à midi. Au début, grands vertiges qui le font tomber par terre. (20 grains sulfate de quinine en cinq fois dès que l'accès aura cessé.) Pas d'autre accès. On éloigne les doses ; et comme le malade éprouve en- core de la céphalalgie, on met 5 sangsues derrière chaque oreille ; il sort peu après.

Ici l'indication du sulfate de quinine était ur- gente ; il importait d'arrêter au plus tôt la fièvre, qui tendait à devenir sous-continue et même perni- cieuse.

Deuxième observation (août 1845).—L'enfant d'un douanier, âgé de 5 ans, est atteint de fièvre rémit- tente avec complication vermineuse : chaleur âcre, continue ; fortes exacerbations la nuit ; langue sale, pointillée. (Une cuillerée à café de sirop de sulfate de quinine de deux en deux heures.) Les exacerbations persistent ; prurit continuel au nez. (Potion avec une once d'huile de ricin, demi-once de sirop de limon, une once d'eau de menthe et de fleurs d'oranger, à prendre en trois fois à la distance de deux en deux heures.) Le malade rend un lombric ; l'exacerbation qui survient, l'empêche d'achever la potion. Les jours suivants, on reprend le sirop de sulfate de quinine ; la fièvre cesse tout-à-fait.

Dans ce cas, on a rempli simultanément deux indications importantes, en combattant à la fois la périodicité et l'état vermineux qui lui était associé, et qui peut-être aurait suffi pour entretenir la fièvre rémittente, et empêcher le succès du sulfate de quinine, si celui-ci eût été administré seul.

Troisième observation (septembre 1843). — V..., travailleur au chemin de fer, de constitution un peu délabrée, a d'abord deux accès de fièvre ; il se forme ensuite de petits abcès purulents aux doigts, aux mains, aux pieds et de tous côtés. (Vin de kina, vésicatoires.) En octobre, nouveaux accès bien marqués. (Sulfate de quinine, résine de kina avec sel d'absinthe.) Il semble ici qu'après les premiers accès, il se soit établi une diathèse purulente, qui a cessé avec le retour de la fièvre et a guéri avec elle.

Quatrième observation (août 1843). — Un douanier robuste éprouve depuis trois jours, chaque

17

soir à 6 heures, une céphalalgie intense, pas de froid, maisforte chaleur et un peu de sueur après. (Saignée.)

Dans la nuit forte exacerbation, le malade en délire court les salles.

Le matin, rémission; bouche mauvaise, langue sale, tension et douleur à l'épigastre. (20 grains d'ipécacuanha.)

Dans la nuit, accès avec violent délire.

Le jour suivant, rémission. (20 grains de sulfate de quinine en 4 prises.) Pas d'autre accès.

On voit, dans ce cas, comment ont été successivement combattus, selon leur degré de prédominance, l'élément inflammatoire, l'élément bilieux, et enfin l'élément périodique.

Cinquième observation. — C..., âgé de 29 ans, travaillant près des étangs, est pris de céphalalgie; vertiges, lassitude, vives douleurs lombaires. A son entrée à l'hôpital, le 10 août 1843, 5e jour de sa maladie, accablement, teint jaune, bouche amère. (20 grains d'ipécacuanha en quatre prises, limonade minérale.) Pas de vomissements, plusieurs évacuations alvines.

Le 6e jour, violent mal de reins qui l'empêche de se tourner dans son lit. (20 sangsues aux lombes; cataplasme laudanisé après.) Dans la nuit, mieux; sueur froide.

7ᵉ et 8ᵉ jour. Il est à demi glacé ; jambes œdémateuses. (Bouillon, vin, sulfate de quinine.)

Le 9ᵉ jour, la chaleur se relève ; les jours suivants, il reste du gonflement dans les jambes et quelques vertiges. (Pendant plusieurs jours, 4 grains de sous-carbonate de fer avec suffisante quantité d'extrait de genièvre.) Les forces reviennent peu à peu, et le malade sort guéri le 26 août.

Ce cas est un exemple du trouble profond que l'empoisonnement miasmatique introduit dans l'organisme, et de l'état de langueur et d'accablement dans lequel il jette les malades, quand il ne survient pas d'accès fébriles réguliers. La complication bilieuse a été combattue la première ; puis la douleur des reins, qui devenait un symptôme prédominant. Le sulfate de quinine a dissipé les exacerbations ; les toniques, vin, sous-carbonate de fer, extrait de genièvre, ont ensuite relevé les forces et combattu l'état cachectique.

(Les cinq observations qui suivent, ont été prises dans le service de M. le professeur Broussonnet ; la première a été commencée sous M. le Professeur Caizergues.)

Sixième observation (15 décembre 1845). — Ch...,
cuisinier, âgé de 34 ans, est atteint de toux avec sueur abondante toutes les nuits ; rien de notable à l'auscultation. (Pilules avec 2 grains extrait de tannin, un tiers de grain extrait de jusquiame blan-

che.) Les jours suivants la toux cesse, les sueurs continuent avec périodicité.

Le 3 janvier, julep laudanisé ; lait coupé avec la décoction de kina.

Le 4 au soir, accès bien caractérisé. (6 grains de sulfate de quinine dans le sirop de diacode.) Les accès cessent ainsi que les sueurs.

C'était ici une espèce de fièvre larvée ; la toux et la sueur n'étaient que symptomatiques ; l'emploi des calmants et des toniques a ménagé l'apparition d'accès plus réguliers, qui ensuite ont cédé à l'administration de l'anti-périodique.

Septième observation (décembre 1844). — Un perruquier, âgé de 17 ans, entre avec toux, céphalalgie, oppression, dégoût, au 2e jour de la maladie. (Saignée.) La nuit, vomissements spontanés, verdâtres, très-abondants.

Le 3e jour, rémission complète. (Potion avec le sulfate de quinine, qu'il vomit aussitôt.) Dans la nuit, forte exacerbation, vomissements.

4e jour. Rémission. (Lavement avec 6 grains sulfate de quinine.) Le soir, nouvelle exacerbation.

5e jour. Même lavement ; pas d'autres accès. Ici l'estomac ne tolérant pas le sulfate de quinine, il a fallu le donner par une autre voie.

Huitième observation (novembre 1844). — D...,

âgé de 18 ans, cultivateur à Mireval, est pris le dimanche au soir de céphalalgie. Les jours suivants, dégoût, chaleur continuelle, soif ardente. Le 8e jour, à son entrée à l'hôpital, accablement, pâleur, pouls lent, à peine perceptible, ventre rétracté, langue grisâtre, corps à demi glacé. (Diète, vin, infusion de fleurs de tilleul et de bouillon blanc, chaude; potion avec 2 gros de résine de kina (extrait alcoolique), demi-gros de sel d'absinthe, sirop de capillaire, 12 grains de sulfate de quinine en 4 prises de deux en deux heures; 8 sangsues derrière les oreilles; vésicatoires camphrés aux jambes.) Le malade ne veut pas laisser appliquer les ventouses.

Le soir, chaleur générale, face plus rouge, pouls plus animé, quelques coliques, langue sèche, âpre. (Même potion avec 10 grains sulfate de quinine.)

9e jour. Peau chaude, point de coliques, langue humectée, pouls plus fort, moins rare, un peu de sommeil. (Crêmes de riz, eau d'orge sucrée, acidulée; 4 onces de looch avec 12 grains de sulfate de quinine, 4 grains de camphre, par cuillerée dans le jour; vésicatoires aux bras.)

10e jour. Etat de faiblesse et d'accablement ; cependant le pouls semble se ranimer. (1 grain de camphre, 2 grains de nitre de deux en deux heures.)

11e jour. Mieux, désir d'aliments. (Bouillon, vin, demi-tasse de chocolat chaud, limonade fraîche après, 4 grains de sulfate de quinine dans une cuillerée de sirop de capillaire, répétés à deux heures d'intervalle.)

Le 13e et le 14e jour, il y a quelques soubresauts de tendons; mais le malade se sent mieux. On permet un peu de riz, puis quelques cuillerées de soupe; il se fait une éruption de furoncles aux genoux et aux aisselles. Le malade sort guéri le 15 décembre.

Le sujet de cette observation offrait une fièvre rémittente maligne des plus graves. Il fallait à la fois relever et soutenir les forces; dissiper l'état congestif de la tête et détourner de cette partie les mouvements fluxionnaires qui s'y portaient; combattre l'intoxication paludéenne qui donnait lieu aux exacerbations de la fièvre, et résoudre l'état de torpeur et de spasme, fixé vers l'origine des nerfs, qui se manifestait par les soubresauts de tendons. On a vu comment ces différentes indications ont été remplies.

Neuvième observation (octobre 1843). — R..., maçon, âgé de 22 ans, vendangeant à Mireval, est pris à 6 heures du soir de céphalalgie, frisson, puis de chaleur et sueur; les jours suivants, nouveaux accès à la même heure, les deux derniers sont quotidiens; il a pu à peine se traîner à l'hôpital : céphalalgie intense, face rouge, dents vernies, langue brunâtre, pointillée, chaleur âcre. (6 grains de sulfate de quinine dans le sirop d'armoise, avec 10 gouttes de liqueur d'Hoffmann, 2 onces d'eau de fleurs d'oranger; limonade vineuse; saignée de 6 onces, le soir, dans la période de la chaleur.) L'exacerbation qui suit, est légère.

7ᵉ jour. Calme, pas de céphalalgie. (Diète, eau de mauve et tilleul chaude.) Le soir, chaleur fébrile.

8ᵉ jour. Calme complet, chaleur douce. (Trois pilules, chacune de 2 grains de sulfate de quinine.)

9ᵉ jour. (Bouillon, vin; demi-gros de thériaque.)

10ᵉ jour. (1 gros de kina, 20 grains de sel ammoniac, miel.) Aucune autre exacerbation. Le malade sort le 4 novembre.

C'est ici un exemple de complication inflammatoire dans les fièvres rémittentes. On a vu quelle a été la prompte chute de la fièvre après la saignée et le spécifique.

Dixième observation (octobre 1843). — G..., âgé de 18 ans, vendangeant à Vauvert, est pris de céphalalgie et de lassitude extrême, le 26 octobre. Les jours suivants, accablement, vertiges, chaleur âcre, continue, soif, ardeurs à l'épigastre, toux sèche, yeux injectés, langue sale, soubresauts des tendons, insomnie; il entre à l'hôpital le 5ᵉ jour de la maladie. (Saignée de 6 onces, diète absolue, eau de mauve et tilleul chaude, julep avec 30 gouttes de liqueur d'Hoffmann.) Nuit assez calme.

6ᵉ jour. Pouls égal, chaleur douce. (Bouillon, vin ; trois pilules, chacune de 2 grains de sulfate de quinine.) Dans la nuit, exacerbation très-forte, sueur encore le 7ᵉ jour au matin. (Bouillon, quart de vin ; trois pilules, chacune de 2 grains de sulfate de quinine, demi-grain d'opium.) Le soir, calme.

9ᵉ jour. (Rhubarbe et manne, le matin.) Les jours suivants, le malade a pendant deux soirs quelques frissons insignifiants. Il prend encore quelques grains de sulfate de quinine, et sort guéri le 13 novembre.

Dans ce cas, la chute de l'état inflammatoire a rompu la continuité de la fièvre, et permis à la rémittence de se mieux dessiner, après quoi le traitement a été très-simple.

II. FIÈVRES GRAVES.

CONSTITUTION DE L'AUTOMNE 1843.

Onzième observation (service de M. le professeur Broussonnet). — Cours, âgé de 24 ans, de Seix (Ariège), depuis peu douanier, placé au poste de Pérols, ayant couché la nuit près d'une saline, le 3 octobre, est pris, dans la matinée, de froid avec tremblement ; il garde le lit les jours suivants.

Le 8 octobre, 5ᵉ jour de la maladie, nouveaux frissons le matin ; il se rend à l'hôpital, et présente les symptômes suivants : chaleur, sueur, céphalalgie intense, vomissement de tout ce qu'il prend. (Diète ; saignée de 12 onces du bras droit ; julep avec 10 gouttes de laudanum, 10 gouttes de liqueur d'Hoffmann, le soir.)

6ᵉ jour. Pouls calme, sueur, langue sèche au milieu, blanche sur les côtés, céphalalgie. (2 grains de tartre stibié le matin, julep anodin le soir.) Après l'émétique, vomissement d'un liquide trouble, un peu aigre, avec deux gros lombrics, peau fraîche.

7ᵉ jour. Légère céphalalgie, soif, chaleur sèche, pouls lent, pas d'évacuations alvines depuis le premier jour de la maladie. (Potion avec 8 grains de calomel, une once d'huile de ricin, eau de menthe ; bouillon ; demi-lavement avec lait, miel et sel commun.)

Le soir, une évacuation alvine claire, chaleur, soif, face rouge, langue sèche, rouge, pouls inégal, assoupissement.

8ᵉ jour. Grande faiblesse, ventre tendu, rêvasseries. (Bouillon ; limonade végétale ; une pilule avec 1 grain de camphre, 2 grains de nitre et 1 grain de sulfate de quinine, quatre fois dans le jour.)

Le soir, vomissements d'un liquide verdâtre où nagent des pellicules d'herbes et d'ognons non digérés, qu'il avait, dit-il, mangés la veille de son entrée ; respiration lente, soupirs, assoupissement ; pas d'évacuations alvines. (Lavement émollient.)

9ᵉ jour. Face rouge, pouls large, mou ; rêvasseries, soupirs, réponses embarrassées, bouche pâteuse, langue sèche, ventre un peu douloureux à la pression. (Crèmes de riz, limonade minérale, sucrée, chaude ; même pilule quatre fois.)

10ᵉ jour. Sueur douce ; sommeil ; respiration grande, un peu rare ; vomissements d'eau verdâtre le matin. (Bouillon de pois-chiches, 1 grain de camphre, 2 de nitre, 3 de sucre, trois fois.) — Le soir, chaleur douce, pouls un peu rare et lent ; mêmes vomissements. (Potion avec une once de sirop de limon, 15 grains d'yeux d'écrevisse, 2 onces d'eau de tilleul en 4 fois. Suspendre toute autre boisson.)

11ᵉ jour. Frissons, léger délire, air effrayé, hypochondre gauche douloureux, jambes écartées, pouls mou, vide ; urine d'un jaune clair ; mêmes vomissements. (Même potion ; diète absolue ; forte limonade très-froide par cuillerées.) — Le soir, assoupissement ; une légère évacuation par le bas ; écorchures aux bourses. (Fomentations aux bourses avec le vin aromatique.)

12ᵉ jour. Vomissements abondants, verdâtres, toute la nuit ; hoquet très-fort de temps en temps.

13ᵉ jour. Vomissements verdâtres, très-foncés

toute la nuit; grande faiblesse et découragement; pas d'évacuations alvines. (Diète absolue; forte limonade très-froide, par très-petites doses; 10 sangsues à l'épigastre le matin, répétées après midi.) — Le soir, encore des vomissements.

14e jour. Vomissements toute la nuit. (Potion avec yeux d'écrevisse et sirop de limon; 4 sangsues à l'épigastre, répétées après midi.) — Le soir, pas de vomissements; une évacuation par le bas.

15e jour. Pas de vomissements; langue sèche. (Potion avec 5 grains de camphre, 12 grains de nitre, 5 gouttes de laudanum, une once de sirop de gomme, par cuillerée; limonade végétale très-forte, sucrée, très-froide, par petites prises.) — Le soir, dents fuligineuses; vive soif; épigastre douloureux. (10 sangsues à l'épigastre.)

16e jour. Soif diminuée; épigastre douloureux; besoin d'aller du corps, sans qu'il puisse rien évacuer. (10 sangsues à l'épigastre, répétées dans l'après-midi; cataplasmes émollients sur le bas-ventre.)

17e jour. Le malade n'a plus vomi, il garde le bouillon. (Vin peu et souvent, limonade peu et souvent; frictions sur l'épigastre avec l'huile de camomille fortement camphrée.) — Le soir, teinte ictérique à la face.

18e jour. Evacuation pour la première fois, depuis son entrée, de matières fécales très-dures.

(Pas de vomissement ; un peu de sommeil ; désir d'aliments.) — Le soir, nouvelle évacuation alvine, teinte ictérique plus prononcée.

19e jour. Urines abondantes ; trois ou quatre évacuations alvines. (Potion avec 1 gros de rhubarbe, 2 gros de séné, 2 onces de manne ; julep avec 10 gouttes de laudanum, le soir.) Nombreuses évacuations alvines.

Les jours suivants, les évacuations continuent ; le malade n'est plus tourmenté que par la faim ; la teinte ictérique persiste pendant quelques jours encore.

Le 24e jour, le malade ayant trop mangé, éprouve de la céphalalgie, un peu de fièvre, des douleurs dans le bas-ventre ; il est émétisé avec 20 grains d'ipécacuanha, donnés en 4 fois. Il a encore plusieurs évacuations alvines. Les jours suivants, on lui donne des bouillons consommés, du vin ; un grain de sulfate de quinine et demi-grain d'opium, le soir. Il sort le 7 novembre, un mois après son entrée.

Le sujet de cette observation offre un exemple remarquable de ces fièvres bilieuses graves et compliquées qui s'allument à la fin de l'été, sous l'influence des miasmes marécageux, chez des sujets non encore acclimatés. Si la fièvre eût pris une forme rémittente régulière, elle aurait été beaucoup moins dangereuse ; mais il s'y joignait un état nerveux, qui avait porté spécialement sur les forces épigastriques et en avait perverti l'action. Les effluves marécageux avaient agi par une sorte d'intoxication, comme l'indiquaient les vomissements continuels, la lenteur du pouls, la longue torpeur des intestins. Après avoir rempli les indications relatives à l'état inflammatoire et bilieux, on s'attacha à combattre l'état spasmodique de l'estomac, qui concentrait en ce point tous les mouvements du système, empêchait le développement régulier de la fièvre et tenait toutes les fonctions en échec : c'est dans ce but qu'ont été prescrites les sangsues à l'épigastre, la limonade froide à l'intérieur, le camphre et le nitre, le laudanum. L'ictère qui parut le 17ᵉ jour, peut être considéré comme critique, d'autant mieux qu'il coïncida avec une détente générale, évacuations alvines, flux urinaires, et avec un bien-être marqué, accompagné d'un sommeil réparateur et de désir d'aliments. C'est pour entrer dans ces vues de la nature qu'un léger purgatif fut alors administré ; la maladie put dès ce jour être considérée comme terminée.

Douzième observation (service de M. le professeur Broussonnet). — L..., âgé de 28 ans, autrefois géomètre, maintenant sergent au 5ᵉ régiment du Génie, travaillait le jour aux mines près de la Citadelle, et la nuit s'occupait d'études. Dans l'es-

poir d'un prochain avancement, il a passé sept
nuits de suite à tracer des plans : de là, sentiment
de congestion vers la tête, céphalalgie, étourdisse-
ment, face rouge, douleurs vagues, froid alternant
avec de la chaleur ; il entre à l'hôpital le 23 novembre, 2e jour de sa maladie. (Crêmes de riz, eau
d'orge aromatisée, chaude ; infusion de 30 grains
d'ipécacuanha pour 6 onces de liquide, à prendre
en trois fois de quart d'heure en quart d'heure ;
julep avec 10 gouttes de laudanum, le soir.)

3e jour. Pas d'amélioration. (Infusion de 10
grains d'ipécacuanha ; 10 sangsues à l'épigastre,
le soir.)

4e jour. Peu de sommeil ; pouls un peu fréquent,
mollet. (Bouillon aux lentilles, diète de vin, eau
d'orge sucrée, acidulée ; infusion de 10 grains
d'ipécacuanha, 10 gouttes de teinture de digitale,
une once de sirop d'armoise ; 10 sangsues à l'épigastre.) Le soir, on suspend l'infusion, qui détermine des nausées.

5e jour. Langue sale, pouls fréquent, chaleur
âcre. (Crêmes de riz, limonade végétale, julep avec
demi-grain de cyanure de potassium.)

6e jour. Faiblesse et langueur ; langue avec enduit
sale, épais, visqueux ; rêvasseries et un peu de
délire la nuit ; chaleur âcre, rougeur circonscrite
aux pommettes. (Gelée de groseille ; potion avec
25 grains d'yeux d'écrevisse, une once de sirop

de limon, 3 onces d'eau distillée, à prendre par cuillerée.)

7ᵉ jour. Même langueur, bouche mauvaise, chaleur âcre, pouls fréquent. (Gelée de groseille, décoction de houblon, looch avec un grain de cyanure de potassium, à donner par cuillerée; 10 sangsues à l'épigastre, après midi.)

8ᵉ jour. Tranchées la nuit; air inquiet, langue un peu fuligineuse. (Même gelée, deux verres de décoction de houblon, looch avec 2 grains de cyanure de potassium; julep avec 3 gouttes de laudanum, 20 gouttes de liqueur d'Hoffmann, 6 gouttes de teinture d'anis, 2 onces de sirop de capillaire.) Le soir, le malade se sent mieux; enduit épais, sale, âpre à la langue.

9ᵉ jour. Chaleur moins âcre, langue sale.

10ᵉ jour. Douleur au côté droit; la céphalalgie a cessé, tendance de la langue à la sécheresse.

11ᵉ jour. Pouls égal, mollet, chaleur plus douce. M. Caizergues, qui remplace M. Broussonnet, prescrit un julep avec demi-grain de cyanure de potassium.

12ᵉ jour. Le malade paraît mieux; un peu de toux. (Même julep, pruneaux, pomme cuite; tisane pectorale, édulcorée avec le sirop de Maloët.)

13ᵉ jour. Vers neuf heures du matin, vives coliques, soif, langue âpre, pouls tendu; pas d'évacuations alvines depuis deux jours. (Lavement émollient.) Il rend quelques matières dures.

14ᵉ jour. Nuit meilleure, corps tout inondé de sueur, langue sale, encore quelques coliques. (Bouillon, diète de vin, fomentations émollientes sur l'abdomen, embrocations avec l'huile de jusquiame camphrée.)

15ᵉ jour. Sommeil la nuit, pas de colique, moiteur.

16ᵉ jour. Douleur vive au côté droit. (Vin sucré; cataplasme émollient, chaud sur le côté.) Le soir, douleur du côté de plus en plus vive. (10 sangsues au point douloureux.) La douleur cesse aussitôt après l'application des sangsues. Sueur abondante la nuit.

17ᵉ jour. Calme, langue humectée.

18ᵉ jour. Parfois douleur au ventre et au côté. (Panade au lait très-claire, vin, tisane de riz sucrée, chaude.)

19ᵉ jour. Sueur et sommeil la nuit; encore quelques douleurs vives, superficielles, au côté; pouls faible, mais égal, calme. (Vésicatoire au bras gauche, vin, vermicelle.)

20ᵉ jour. Sueur; presque pas de douleur. Le soir, exacerbation; sueur la nuit.

21ᵉ jour. Air content, très-calme le matin. (Pain, volaille.) Le soir, frisson vers une heure; chaleur à trois heures, puis sueur la nuit.

22ᵉ jour. Calme le matin, accès le soir. On donne des pilules de sulfate de quinine avec l'extrait de jusquiame blanche; que l'on suspend le 50ᵉ jour, les accès ayant tout-à-fait disparu, et le malade se trouvant très-bien.

Le sujet de cette observation était entré à l'hôpital énervé par des excès de veille et de travail. Bien qu'il offrit des signes de mouvement congestif vers la tête, il fallait se garder d'affaiblir par la saignée une constitution déjà minée par la fatigue. Des émissions sanguines, abondantes, auraient rapidement développé un état nerveux, adynamique, probablement mortel. On a cherché à combattre la gastricité par l'infusion d'ipécacuanha. On a insisté sur les calmants, les sédatifs, les anti-spasmodiques : c'est à ce titre qu'ont été répétés les applications de sangsues à l'épigastre, le cyanure de potassium. Comme le malade est entré à l'hôpital, au début de sa maladie, il a été possible de surveiller et de modérer de bonne heure les mouvements fluxionnaires, long-temps vagues et indécis, qui ont menacé tour-à-tour la tête, la poitrine, le bas-ventre. Une sueur abondante s'est déclarée au 14e jour ; mais quoiqu'elle se soit soutenue les jours suivants, la crise n'a pas été complète, et la maladie n'a été veritablement jugée qu'après le troisième septenaire, avec l'apparition de quelques accès de fièvre.

Treizième observation (service de M. le professeur Broussonnet). — R..., âgé de 21 ans, boulanger,

18

était entré à l'hôpital le 6 octobre 1845, pour une
fièvre inflammatoire gastrique. Il fut saigné le 5ᵉ
jour de sa maladie ; et évacué par le bas le 5ᵉ jour.
Le 7ᵉ, la chaleur reste âcre et sèche. (Sangsues à
l'épigastre.)

Les jours suivants, langue tremblante, fuligineuse ; peau sans vie, s'offrant au tact comme de la
basane. (Infusion de 10 grains d'ipécacuanha ; sangsues à l'épigastre.)

14ᵉ jour. Stupeur.

15ᵉ jour. Ventre météorisé, pouls faible. (Pilules
camphrées et nitrées, sangsues autour de l'ombilic ;
cataplasmes émollients, laudanisés.)

16ᵉ jour. Délire, soubresauts de tendons, tremblement de la mâchoire ; pouls petit, précipité,
convulsif ; dévoiement. (4 grains de musc dans six
onces de looch blanc, par cuillerée.)

17ᵉ jour. Mussitation, yeux brillants, fixes ;
toux, chaleur médiocre. (Forte limonade végétale,
potion avec le musc ; sangsues derrière les oreilles
le matin, répétées à l'épigastre après midi ; cataplasmes ammoniacaux aux pieds.)

18ᵉ jour. Délire, lèvres couvertes d'un enduit noir,
membres tremblants. (Limonade vineuse peu et
souvent ; looch avec 12 grains de camphre, par
cuillerée ; ventouses scarifiées à l'épigastre ; sinapismes aux genoux.)

19ᵉ jour. Évacuations alvines et urines très-abon-

dantes, ventre ballonné., respiration gênée, stertö-
reuse; pouls plus net, plus élevé. (Vin sucré,
froïd; bouillon chaud, limonade vineuse.; vésicatoires camphrés aux jambes et aux bras.)

20e jour. Délire moindre, ventre plus souple.; on
évacue avec la sonde une grande quantité d'urine.
(Vin, limonade vineuse.) Le soir, poitrine embarrassée. (Sinapismes aux cuisses et aux bras.)

21e jour. Calme le matin, réponses intelligentes.
(Vin froid avec du bouillon chaud, par cuillerée.)
Le soir, quelques cris; tout le corps tremblant;
toute la nuit, plaintes.

22e jour. Calme, pouls encore convulsif, un peu
de chaleur, ventre fortement tympanisé. (Bon vin
alterné avec du bouillon.) Le soir, on vide encore
une grande quantité d'urine très-rouge. Petite toux
gênante; nuit plus calme.

23e jour. Moins d'assoupissement, déjections
alvines, jaunâtres. (Vin, consommés, gelée de
viande peu et souvent.

24e, 25e et 26e jours. Ventre de plus en plus souple; pouls faible, mais égal; respiration facile;
réponses assez nettes.

27e jour. Le malade urine de lui-même; il dort
tranquille, les yeux entr'ouverts et tournés en
haut; il se plaint d'escharres vers le sacrum.

39e jour. Quelques coliques, déjections alvines
dures, les premières qu'il ait rendues de ce genre.

(Infusion à froid de ¹/₂ gros de rhubarbe, 1 gros de séné, 2 onces de manne en larme, une pincée d'anis, à infuser ce soir, pour donner demain ; 1 grain de sulfate de quinine, ¹/₃ de grain d'opium pour ce soir.)

Le 52ᵉ jour, le malade se lève, il sort bien rétabli quelque temps après.

Chez ce malade, l'état inflammatoire gastrique avait été combattu au début ; mais l'état nerveux persista. La stupeur qui se manifesta au 14ᵉ jour, indiquait que la maladie, au lieu d'être jugée par une crise heureuse, tendait au contraire à l'ataxie. Bientôt le bas-ventre, la poitrine, la tête parurent pris à la fois ; le délire tranquille, les soubresauts de tendons, le tremblement nerveux de tout le corps, le pouls petit, vide et convulsif, l'urine retenue, annonçaient la prochaine paralysie qui menaçait les grands centres nerveux, et faisaient craindre la dissolution des forces et une terminaison funeste. L'indication était de détourner les mouvements fluxionnaires des grands centres menacés, d'en dissiper les congestions, de calmer le centre épigastrique, de disséminer les forces dans tout le système. C'est dans ce but qu'ont été employés les sangsues, les ventouses scarifiées à l'épigastre, les révulsifs, les anti-spasmodiques diffusibles. Puis, dans la période asthénique, le vin et les autres toniques analeptiques ont puissamment contribué à

relever les forces du malade et à assurer sa guérison.

Quatorzième observation. — Y..., âgé de 23 ans,
soldat depuis quinze jours, s'étant beaucoup fatigué
à l'exercice, est pris la nuit de céphalalgie, coliques,
brisement dans les membres ; il entre à l'hôpital le
28 septembre, 5ᵉ jour de sa maladie. Bouche mauvaise, dégoût, épigastre douloureux. (M. le professeur Caizergues prescrit : tisane de riz, 20 grains
d'ipécacuanha.) Vomissements abondants.

6ᵉ jour. Pouls fréquent, chaleur âcre, langue
sale, crevassée, un peu sèche. (Crêmes de riz,
tisane de riz ; cataplasmes émollients aux pieds.)

Le soir, soupirs, chaleur âcre, un peu de diarrhée.

7ᵉ jour. Langue sèche, stupeur. (Diète de vin,
pilules camphrées et nitrées ; cataplasmes sinapisés
aux pieds.)

8ᵉ jour. Délire. (M. le professeur Broussonnet,
qui prend le service, prescrit : 1 pilule avec 1 grain
de sulfate de quinine, ¹/₄ grain de camphre, suffisante quantité de thériaque, quatre fois dans le jour,
8 sangsues à l'hypocondre droit ; crêmes de riz, un
peu de vin.) Le soir, cataplasmes sinapisés aux pieds.

9ᵉ jour. Délire, langue embarrassée, pouls précipité, diarrhée. (Café, jaune d'œuf, vin, décoction blanche ; 2 grains de sulfate de quinine,

1 grain de camphre, 4 grains de sucre, $\frac{1}{4}$ de grain d'acétate de morphine, trois fois dans le jour.)

10ᵉ jour. Stupeur, regard étonné; quelques plaintes; langue visqueuse, rouge; pouls fréquent, irrité; désir de vin et d'un peu de pain. (Moitié d'un biscuit à tremper dans du vin sucré, jaune d'œuf; 1 grain de sulfate de quinine, 1 grain de camphre, etc., quatre fois dans le jour.)

Le soir, vomissements de matières jaunâtres, amères; langue rouge, sèche.

11ᵉ jour. Pouls égal, calme; quelques rares soubresauts de tendons. (Vin, tisane de riz gommée, acidulée.)

12ᵉ jour. Un peu de sueur la nuit; langue sèche, fendillée; pouls redoublant, vif. (Mêmes prescriptions : 1 grain de sulfate de quinine, $\frac{1}{4}$ de grain d'opium, bis.

13ᵉ jour. Calme. (4 grains de sulfate de quinine dans le sirop de diacode.)

14ᵉ et 15ᵉ jour. Mêmes prescriptions.

16ᵉ jour. Hydroa, sudamina sur le bas-ventre, desquamation de l'épiderme à la face; pouls calme, égal; toujours soif. (Vin, tisane de riz gommée; 1 grain de sulfate de quinine, $\frac{1}{4}$ de grain d'opium, bis; aliments légers.

Le soir, moiteur.

Les jours suivants, mieux; air très-gai. Il sort le 28 octobre, un mois après son entrée.

Le sujet de cette observation était fatigué par l'exercice, la chaleur du climat et le changement d'habitudes. Des émissions sanguines auraient consommé la ruine des forces et amené un état nerveux désespéré. Il fallut donc, après avoir combattu l'état gastrique, rassurer le genre nerveux, lui donner le ton convenable, et tâcher de régulariser la fièvre. Ces indications furent remplies au moyen des anti-spasmodiques, des sédatifs, des toniques ; et cette maladie qui s'annonçait sous de fâcheux auspices, se termina en peu de temps.

CONSTITUTION DE L'HIVER 1843-1844.

Quinzième observation (service de M. le professeur Broussonnet). — C..., âgé de 38 ans, maître d'armes au 3ᵉ du Génie, indisposé depuis trois jours, entre à l'hôpital le 20 janvier 1844 au soir. Tête lourde, maux de reins, face rouge, vomissements spontanés. (Diète absolue, saignée de 8 onces du bras, tisane pectorale chaude ; ventouses scarifiées à appliquer à l'épigastre après midi ; julep avec 25 gouttes de liqueur d'Hoffmann et ¼ grain de cyanure de potassium.)

4ᵉ jour. Nuit agitée ; face pâle, terreuse ; céphalalgie intense, pongitive ; il se retourne constamment dans son lit ; se découvre ; abattement. (8 sangsues derrière chaque oreille, répétées aux tempes deux heures après ; cataplasmes sinapisés, arrosés d'ammoniaque, autour des genoux ; limonade végétale sucrée, avec $\frac{1}{2}$ grain de tartre stibié.) Le malade ne veut rien prendre.

Le soir, évacuations alvines, claires ; sang desséché aux narines. ($\frac{1}{2}$ lavement avec la décoction de catholicon double.)

5e jour. Dans la nuit, délire ; on lui met une chemise de force. Le matin, calme, réponses assez nettes ; pouls égal, assez développé ; langue blanchâtre. (Sangsues à l'épigastre ; ventouses scarifiées au bas des lombes ; sangsues à l'épigastre après midi.)

6e jour. Délire et cris la nuit, assez calme le matin ; yeux brillants. (10 sangsues à l'épigastre le matin, répétées après midi ; bouillon de lentilles, vin ; limonade végétale sucrée, avec $\frac{1}{4}$ de grain de tartre stibié.)

7e jour. Assoupissement ; réponses pénibles ; sueur. (Vin sucré, limonade végétale.)

Le soir, stupeur complète ; yeux grandement ouverts, brillants.

8e jour. Epistaxis ; le malade se dit bien ; le soir, carphologie, yeux fixes, point d'évacuations alvines.

9e jour. Délire la nuit ; sueur générale le matin, carphologie, mains tremblantes, pouls assez élevé, hoquet.

10ᵉ jour. Stupeur tranquille, respiration de plus en plus gênée ; mussitation.

Le soir, mouvement des ailes du nez, bras droit paralysé ; sueur générale, yeux fixes, point injectés.

Mort à une heure de la nuit, le 11ᵉ jour.

Ouverture du corps. Rigidité cadavérique, téguments de la tête congestionnés, sinus de la dure-mère pleins de sang, pie-mère injectée ; purulence épaisse, jaune, aux endroits correspondant aux tempes et vers la base du cerveau, entre l'arachnoïde et les parties qu'elle recouvre (commissure optique, moelle allongée, cervelet) jusque vers la scissure de Sylvius et au haut du canal rachidien. Un peu de sérosité dans le péricarde ; rate un peu volumineuse. Rien de notable ailleurs.

Cette observation nous offre un exemple de la marche funeste et rapide, des affections inflammatoires de la tête, sous la constitution sèche et froide de l'hiver 1843-1844. Les mouvements fluxionnaires et l'état inflammatoire s'étant une fois fortement établis et fixés dans les organes encéphaliques, ni la saignée, ni les sangsues répétées, ni les révulsifs aux extrémités et sur le tube intestinal, ne purent dissiper cet état. Il est vrai que l'indocilité du malade qui, après le 5ᵉ jour, ne voulut absolument rien prendre, priva l'art d'une partie de ses ressources. Au 7ᵉ jour, la sueur n'amena rien d'heureux ; elle fut suivie, au contraire, d'un état comateux et paraly-

tique. Dès-lors, la maladie fut jugée mortellement.
Les jours suivants n'offrirent que l'histoire de la
dissolution de l'organisme, sans que l'on pût désormais espérer de réaction salutaire.

CONSTITUTION DE L'ÉTÉ 1844.

Seizième observation (service de M. le professeur
Broussonnet). — L..., âgé de 26 ans, né au Pas-
de-Calais, sergent au 5e du Génie, sujet à des vomissements, étant en sueur et déjà indisposé, a travaillé toute la journée du 30 août dans une ancienne
mine, dont l'air était vicié et fétide; il passe la nuit
suivante à des études de plans. Vers les quatre
heures du matin, il est pris de violentes crampes
de l'estomac et des intestins, avec vomissements de
matières verdâtres, très-abondantes, et nombreuses
évacuations alvines. On le porte à l'hôpital; son
inquiétude est extrême, la face brunâtre, un peu
cyanosée. (30 sangsues à l'épigastre, et autant à
l'ombilic *illicò*. Diète absolue de tout aliment et de
toute boisson; potion avec 20 grains d'yeux d'écrevisse, 1 once de sirop de limon, 4 onces d'eau de
tilleul, par cuillerée.)

5e jour. Vive soif, pas de vomissements, quelques
évacuations sanguines. (Même potion; très-forte
limonade à la glace, à la dose d'un travers de doigt
de verre chaque fois.)

4ᵉ jour. Soif moindre, plusieurs évacuations alvines. (Mêmes prescriptions.)

5ᵉ jour. Sommeil dans la nuit ; plusieurs évacuations alvines. (1 gros dé magnésie, eau et sirop de gomme, pour une potion de 6 onces de liquide ; lavement avec la décoction de graine de lin, laudanisé.)

6ᵉ jour. Très-calme ; plusieurs évacuations alvines depuis hier. (Bouillon aux lentilles, gelée de groseilles, limonade à la glace.)

7ᵉ jour. Bien ; désir d'aliments. (Vermicelle, biscuit, confiture, limonade à la glace.)

Les jours suivants, on continue la limonade à la glace, on augmente peu à peu les aliments ; il ne se présente aucun autre accident.

Cette observation nous offre un exemple de cette perversion des forces épigastriques qui peut se produire en été sous l'influence de circonstances diverses : brusque suppression de la sueur, miasmes pernicieux, ingestion d'aliments de mauvaise qualité, etc. Rien ici n'indiquait un état inflammatoire : ces symptômes cholériques alarmants dépendaient d'un violent état de spasme, qu'il fallait au plus tôt arrêter ou modérer, avant qu'il tournât à la dissolution des forces, à la disgrégation des humeurs et à la gangrène interne, suite souvent aussi prompte que funeste de cet état, quand il se prolonge. Les sangsues appliquées sur le bas-ventre, les anti-émétiques, la limonade à la glace et à très-petite

dose, la diète absolue de tout aliment et de toute
boisson, qui auraient pu réveiller la susceptibilité
de l'estomac et ramener les spasmes, conjurèrent
à temps la marche de la maladie. Quant aux déjections alvines, nombreuses et abondantes, qui continuèrent pendant quelques jours, elles peuvent être
considérées comme ayant été critiques et avantageuses; on tâcha de les modérer, sans chercher
d'abord à les supprimer tout-à-fait.

En général, la principale indication, dans ces
cas de vomissements cholériques, est de calmer les
accidents dans la période nerveuse, et de combattre au plus tôt l'état spasmodique et ses complications. Même après que les symptômes paraissent
calmés, il faut pendant quelque temps continuer la
diète et les précautions; sinon, il survient les accidents les plus rapidement funestes et les moins
attendus, des extravasations et des stases sanguines, des gangrènes internes et externes, et
une effrayante dissolution des humeurs, dont la violence se manifeste encore par la prompte décomposition du cadavre.

CONSTITUTION DE L'HIVER 1844-1845.

Dix-septième observation (service de M. le professeur Caizergues). — D...., âgé de 24 ans, soldat
au 48ᵉ de ligne, indisposé depuis huit jours, est

conduit à l'hôpital le 19 décembre au soir ; il a pris un vin chaud avant d'entrer, et paraît tout ivre.

Délire toute la nuit ; le matin, face rouge, mouvements spasmodiques de la face, des lèvres et de la mâchoire ; langue sale, blanchâtre ; pouls comme stagnant, à peine sent-on quelques légères ondulations qui indiquent de la fréquence et ressemblent plutôt à des fluctuations qu'à un jet de sang. (Saignée, diète, tisane de riz, cataplasmes émollients aux pieds.) Le sang offre une couenne épaisse, jaune.

Le soir, face moins turgescente, délire, langue desséchée ; quelques soubresauts de tendons. (Cataplasmes chauds aux pieds. L'interne fait donner une potion avec le musc, et appliquer une vessie pleine d'eau froide sur la tête.)

9e jour. Pulsations de l'artère plus distinctes ; délire furieux. Dans la nuit, il a fallu contenir le malade avec une chemise de force. (Cataplasmes sinapisés aux coudes-pied, 10 sangsues derrière chaque oreille, même réfrigérant sur la tête.)

10e jour. Délire un peu moindre, bras tremblants, ventre ballonné, langue sèche. (Diète de vin, tisane de riz, crèmes de riz, julep camphré et nitré.)

Le soir, plus calme. (Même julep, lavement émollient.)

11e jour. Air calme ; face pâle, grimaçante,

dents serrées. On lui a ôté la chemise de force. (Même julep, tisane de riz, crêmes de riz.)

12e jour. Assoupissement, ventre plus souple. (5 sangsues derrière chaque oreille, sinapismes aux coudes-pied; tisane d'orge.)

13e jour. Air moins assoupi, ventre souple; pas de soubresauts, éruption de petites croûtes au nez et aux lèvres. (Bouillon, tisane d'orge, lavement émollient.)

14e jour. Très-calme, pas de délire; sueur, enduit sale, épais, crevassé sur la langue. (Bouillon, tisane de riz.)

Les jours suivants, le mieux se soutient, le ventre seulement reste un peu paresseux; on donne pendant plusieurs jours le tartre stibié en lavage (1 grain de tartre stibié dans un litre de décoction de chiendent). Le malade sort guéri peu de jours après.

Chez ce sujet, il n'y avait pas une affection inflammatoire, mais un état congestif du cerveau, provoqué ou aggravé par le vin chaud que le malade avait pris avant d'entrer; la face rouge et l'état stagnant du pouls indiquaient l'embarras de la circulation. Aussi, les émissions sanguines furent-elles ordonnées à titre d'évacuants plutôt qu'à titre d'antiphlogistiques. Après avoir rempli cette première indication, on chercha à détourner de la tête les mouvements fluxionnaires, au moyen des réfrigérants appliqués sur cette partie, des révulsifs aux extrémités. L'état spasmodique fut combattu au moyen du camphre associé au nitre. Au 12e jour, l'assoupissement ayant fait craindre de nouveaux accidents, les sangsues derrière les oreilles et les sinapismes aux pieds dissipèrent ces symptômes. Au 15e et au 14e jour, il y eut des signes de crise ; les lavements, le tartre stibié en lavage rétablirent la liberté du bas-ventre, et bientôt toutes les fonctions reprirent leur ordre régulier.

Dix-huitième observation. (service de M. le professeur Caizergues). — F...., âgé de 24 ans, soldat au 48e de ligne, entre le 20 décembre à l'hôpital, se plaignant de toux et de diarrhée. (Purée aux lentilles, décoction blanche, looch avec $1/4$ de grain d'acétate de morphine.) La diarrhée paraît s'arrêter.

Le 22 au soir, chaleur, face rouge. (Diète.)

23. Parole un peu embarrassée, évacuations alvines trois fois depuis hier. (Purée aux lentilles, diète de vin, tisane de riz gommée.)

24. Délire dans la nuit ; le matin grimaces, rire sardonique ; yeux tantôt fixes et tournés en haut, tantôt clignotants ; face rouge ; langue grisâtre. (Bouillon alterné avec des crêmes de riz ; cataplasmes émollients aux pieds ; 10 sangsues derrière chaque oreille ; vésicatoires à la partie interne inférieure des cuisses.)

Le soir, contractions spasmodiques de la face encore plus fortes, agitation de la langue et de la mâchoire; bras un instant élevés et immobiles, comme s'il était en catalepsie ou en extase; quelques cris; sclérotique injectée, surtout à droite; pouls fréquent; peau tendant à la moiteur. (Potion avec une once de sirop d'éther, 3 onces d'eau de laitue, 4 grains de musc, par cuillérée d'heure en heure; cataplasmes émollients aux pieds.)

25. Délire, loquacité continuelle, sans suite; pouls petit, fréquent; chaleur médiocre, pas de sueur ni de crachats. (Bouillon, diète de vin, tisane de riz; même potion qu'hier; vésicatoire aux jambes; un litre de décoction de chiendent avec 1 grain de tartre stibié.)

Le soir, calme, réponses avec intelligence et gaieté; pas de mouvement nerveux à la face, seulement un peu de difficulté pour parler et pour desserrer les mâchoires. Le tartre stibié en lavage a amené d'abondantes évacuations par le bas. (Continuation des mêmes remèdes.)

26. Pendant la nuit, nouvelles évacuations alvines très-abondantes; figure calme; à peine quelques restes de spasme; un peu de toux. (Bouillon, diète de vin; même potion qu'hier, par cuillérée de 4 en 4 heures.)

Le soir, calme complet. On suspend la potion de musc.

Les jours suivants, le malade va de mieux en mieux. Cinq ou six jours après, il contracte dans l'hôpital même la varioloïde, qui suit sa marche sans accidents.

Dans cette observation, l'élément spasmodique était prédominant, l'affection catarrhale avait vivement impressionné les centres d'innervation, et déterminé les contractions des muscles de la face et des membres supérieurs, qui sont toujours des symptômes graves. On a vu comment les antispasmodiques diffusibles (musc, éther) et les révulsifs ont rapidement fait disparaître cet état alarmant. En général, le musc convient mieux dans les cas de rigidité tétanique et de spasme des grands centres, tels que le cerveau. Le camphre s'emploie dans les cas de spasme fixé à l'origine des nerfs, surtout de ceux qui naissent de la moelle épinière, et indiqué par le tremblement des membres et les soubresauts de tendons.

Dix-neuvième observation (service de M. le professeur Caizergues.) — D...., âgé de 20 ans, caporal au 48e de ligne, entre à l'hôpital le 9 février, avec les symptômes suivants : face très-rouge ; langue large, épaisse, grisâtre ; pouls fréquent, serré ; réponses lentes. Il a l'air de ne rien comprendre et ne peut fournir aucun renseignement sur l'invasion de la maladie. (Saignée.) Sang écumeux, séreux. (Le soir, cataplasmes sinapisés aux pieds ;

19

10 sangsues derrière chaque oreille, lavement émollient.)

2ᵉ jour. Sorte de stupeur, réponses lentes ou nulles ; tête douloureuse, immobile et comme clouée au lit ; un peu d'agitation dans les extrémités inférieures ; pas de fièvre. (1 grain de tartre stibié dans un litre de décoction de chiendent ; lavement avec une once de séné ; cataplasmes sinapisés aux mollets.)

Le soir, même stupeur ; il refuse d'ouvrir la bouche. (Vésicatoires à la partie interne inférieure des cuisses ; continuation de la décoction de chiendent stibié.)

5ᵉ jour. Tranquillité la nuit ; il se lève deux fois pour ses besoins ; même stupeur ; réponses par un seul mot brusque. (Bouillon, vin, décoction de chiendent stibiée ; lavement avec ¹/₂ once de séné. Le soir, 10 sangsues derrière chaque oreille, cataplasmes sinapisés aux mollets.)

4ᵉ jour. Deux évacuations alvines depuis hier ; stupeur un peu moindre ; douleur, dit-il, au front et aux tempes. (Décoction de chiendent stibiée ; bouillon ; le soir, bain de jambes sinapisé.)

5ᵉ jour. Calme ; toujours un peu sourd ; il demande des sangsues avec instance. (Une pilule avec 2 grains de calomel, répétée de 2 en 2 heures ; tisane de riz ; bain de jambes.) Le soir, 10 sangsues derrière chaque oreille.

6ᵉ jour. Mieux marqué. Le soir, il rend un peu de sang par l'arrière-gorge. (Mêmes pilules, cataplasmes émollients aux pieds.)

7ᵉ jour. Il se sent la tête dégagée et se trouve bien. (Mêmes pilules, soupe au lait.)

Les jours suivants, l'amélioration continue, il parle avec beaucoup de vivacité et d'intelligence et ne souffre plus, dit-il, que de la faim. Il sort bien rétabli peu de temps après.

Chez ce sujet, le danger d'une congestion cérébrale était imminent; il fut saigné au moment où la fluxion n'avait point produit de lésions dans les organes encéphaliques. Le peu de réaction fébrile annonçait qu'il n'y avait pas d'état inflammatoire décidé; mais l'impulsion était donnée, il fallut insister sur les attractifs évacuants et sur les révulsifs, pour achever de rompre et de dissiper l'appareil fluxionnaire.

Vingtième observation (service de M. le professeur Caizergues). — P...., âgé de 25 ans, soldat au 48ᵉ de ligne, éprouvait depuis deux jours de la céphalalgie, de l'insomnie; au 3ᵉ jour, une vive douleur se fait sentir au côté droit; il entre à l'hôpital: Pouls fréquent, chaleur, langue sale, bouche mauvaise; aucun bruit anormal à l'auscultation. (Saignée, 20 grains d'ipécacuanha après la saignée.) Vomissements verdâtres.

4ᵉ jour. Vives douleurs tantôt à la tête, tantôt au côté droit. (25 sangsues au côté droit, crêmes de riz, tisane d'orge sucrée, chaude.)

5ᵉ jour. Epistaxis dans la nuit; côté douloureux quand le malade tousse; expectoration un peu séreuse. (Crêmes de riz, diète de vin, tisane d'orge sucrée, chaude; looch simple.)

Le soir, moiteur générale.

6ᵉ jour. Il rend un peu de sang, qui n'est pas mêlé aux crachats et paraît venir du nez; presque pas de douleur ni de fièvre. (Mêmes prescriptions.)

7ᵉ jour. Calme; trois selles dans la nuit; urines troubles, jumenteuses. (Vésicatoires aux deux bras.)

Le soir, pouls fréquent, serré; toux; vive douleur à la base de la poitrine et dans tout l'abdomen; teint jaunâtre, chaleur, quelques soupirs. (20 sangsues à la base de la poitrine.)

8ᵉ jour. Nuit calme; crachats liés, épais; pas de sueur. (Bouillon, diète de vin, tisane pectorale, looch simple; 1/4 de grain de kermès minéral, 10 grains de sucre de 4 en 4 heures.)

9ᵉ jour. Le mieux continue; moiteur; léger crachement de sang venant de l'arrière-gorge; crachats teints de sang, mais liés, épais.

Les jours suivants, le malade va de mieux en mieux, la sueur s'établit; les pilules de kermès sont continuées pendant deux jours; il y a ensuite un peu de diarrhée. Quelques jours après, le malade contracte la varioloïde, il en guérit sans accidents.

Cette observation confirme ce que nous avons dit ailleurs sur le caractère catarrhal de la constitution de l'hiver 1844-1845, qui affecta spécialement les membranes séreuses et muqueuses de la tête, de la poitrine et du bas-ventre, et détermina non des inflammations franches du parenchyme, mais des hémorhagies légères, des sécrétions séreuses et muqueuses.

Vingt-unième observation (service de M. le professeur Caizergues). — M...., âgé de 23 ans, soldat au 5e du Génie, couchant à la caserne, toussant et indisposé depuis quinze jours, entre à l'hôpital le 9 février : il porte depuis quelques jours de larges taches rouges sur tout le corps; pouls fréquent; toux. Un émétique, administré ce matin, a déterminé des vomissements d'un vert jaunâtre assez abondant. (Bouillon, tisane d'orge sucrée, chaude.)

2e jour. Depuis son entrée, l'éruption tend à s'effacer; le malade est très-calme; la langue un peu sale. (Bouillon, eau de mauve et de tilleul.)

3e jour. Poitrine toute couverte de sudamina; encore quelques taches rouges sur la peau; enrouement, pas de sueur, léger épistaxis, bien d'ailleurs. Une évacuation alvine depuis hier. (Bouillon; diète de vin; eau de mauve et de tilleul.)

4e jour. Sudamina presque entièrement effacés,

ainsi que les taches rouges ; encore de l'enrouement ; bien d'ailleurs. (Bouillon, diète de vin, tisane de riz.)

5e jour. Vers minuit, violente douleur vers la base du poumon droit, respiration très-gênée, grande anxiété ; la douleur devient de plus en plus aiguë. (20 sangsues au point douloureux; cataplasmes sinapisés aux pieds; infusion de mauve, chaude; vésicatoires aux deux bras.)

Dans la journée, oppression extrême de la respiration, pouls très-fréquent. (L'interne prescrit une potion avec 12 grains de tartre stibié et 20 gouttes de liqueur d'Hoffmann dans six onces de liquide, à prendre par cuillerée de temps en temps.) Le malade ne peut en prendre que quelques cuillerées, il meurt à 11 heures de la nuit.

Ouverture du corps. — Un peu de sérosité dans le ventricule latéral droit du cerveau ; sérosité dans le péricarde; oreillette droite du cœur gorgée de sang ; épanchement considérable de sérosité entre la plèvre costale et le poumon droit, avec adhérences faciles à déchirer; plus épaisses vers la base de ce poumon, dont le lobe inférieur est légèrement hépatisé; beaucoup de mucosités puriformes s'écoulent des bronches par l'expression; estomac plein d'un liquide verdâtre; membrane muqueuse un peu rouge dans les saillies ; nombreuses plaques dans l'iléon, les unes réticulées, piquetées de noir, les autres arrondies, ulcérées assez profondément.

Le sujet de cette observation était couché au
nº 32 de la salle Saint-Charles, près d'une porte
qu'on ouvre à chaque instant: il se peut que l'impression d'un froid alors très-vif, survenant quand
l'exanthème était encore sur la peau, ait déterminé
par métastase cette fluxion de poitrine, dont la
marche suraiguë fut si rapidement mortelle. Quant
à l'emploi du tartre stibié à haute dose, le malade
était déjà si profondément atteint, qu'on ne doit
tirer de ce cas aucune induction ni pour ni contre
ce genre de médication.

HYDROPISIE.

Vingt-deuxième observation (service de M. le professeur Caizergues).—D....., âgé de 46 ans, ancien
militaire, bien constitué, d'un tempérament lymphatique sanguin, a fait abus des boissons alcooli-
ques et des plaisirs vénériens. En 1854 et en 1855,
il a contracté les fièvres intermittentes en Afrique,
et plus tard une fluxion de poitrine. Dans les premiers jours du mois de mars, il travaillait dans un
lieu humide, où il suait habituellement beaucoup.
Cette transpiration s'étant supprimée pendant deux
jours, au troisième, il éprouva des frissons, de la
chaleur, rendit par la gorge beaucoup de sang, et
fut pris d'une fièvre intense. Bientôt il s'aperçut que
les bourses s'enflaient, et ensuite le bas-ventre,

les jambes et les cuisses. Il entre à l'hôpital le
17 mars, 15ᵉ jour de sa maladie, et offre les symptômes suivants :

Ventre tendu (en frappant avec les doigts, on sent
la fluctuation résultant du choc du liquide), respiration gênée, toux, douleur à l'épigastre et aux
hypocondres, un peu de céphalalgie, face injectée
principalement vers les pommettes ; sueur de la
tête seulement, le reste de la peau chaude, sèche ;
pouls vite et fréquent ; matières expectorées, mêlées
d'un peu de sang. (Bouillon, tisane pectorale, looch
simple.)

16ᵉ jour. Respiration un peu moins gênée ; même
état d'ailleurs. (Bouillon, tisane de chiendent nitrée,
infusion de tilleul, looch simple.)

17ᵉ jour. Pouls fréquent, concentré ; peau fraîche ;
l'œdématie augmente aux bourses et aux cuisses,
et se communique au bras droit. Urines de couleur
citrine, avec des flocons qui y nagent ; traitées par
l'acide nitrique, elles ne présentent aucune modification. (Mêmes prescriptions.)

18ᵉ jour. La douleur à l'épigastre a cessé ; nuit
calme, persistance de la céphalalgie et des sueurs
à la face. (4 onces de looch avec 6 grains de digitale
en poudre ; bouillon.)

19ᵉ jour. Ventre plus souple, respiration moins
gênée. (Mêmes prescriptions.)

20ᵉ et 21ᵉ jours. A peine un peu de toux et d'expectoration, cuisses toujours engorgées. (Mêmes prescriptions, pruneaux.)

22ᵉ jour. Céphalalgie plus intense, face plus turgescente, jambes plus gonflées. (Mêmes prescriptions, larges vésicatoires aux cuisses.)

23ᵉ jour. Ecoulement considérable de sérosité par les vésicatoires; tête et poitrine plus libres, ventre plus souple, urines très-abondantes, désir d'aliments. (Même looch, bouillon, pruneaux.)

24ᵉ jour. L'écoulement continue par les vésicatoires, le volume du ventre a diminué de deux ou trois pouces dans sa circonférence; le malade éprouve, dit-il, une sensation comme si l'eau se portait vers les membres inférieurs. (Mêmes prescriptions, soupe au riz, côtelette.)

25ᵉ et 26ᵉ jours. Ecoulement par les vésicatoires toujours très-abondant; cuisses moins enflées. Le malade peut se coucher surtous les côtés; il se lève un peu le matin. (Même looch, pain et côtelette.)

27ᵉ jour. L'écoulement des vésicatoires s'est arrêté; bourses, bas-ventre et membres plus distendus, face plus bouffie. (On suspend le looch avec la digitale; on prescrit un gros de pilules de Beloste. Par suite, six évacuations alvines abondantes.)

28ᵉ et 29ᵉ jours. Le ventre a beaucoup diminué de volume. (4 onces de looch avec 6 grains de digitale en poudre, tisane de chiendent nitrée, pain et côtelette.)

30ᵉ jour. (Un gros de pilules de Beloste.) Nombreuses évacuations alvines ; le volume des cuisses diminue considérablement.

Du 31ᵉ au 34ᵉ jour, l'infiltration continue à diminuer. (Pilules avec 3 grains de scille, 2 grains de digitale, 3 grains de nitre ; tisane de chiendent nitrée, pain et côtelette.)

Le 35ᵉ jour, la sueur s'établit dans les jambes et continue les jours suivants, ainsi que l'augmentation des urines. On prescrit les mêmes remèdes, on donne du lait cru plusieurs fois le jour, on purge de nouveau avec les pilules de Beloste ; les cuisses se dégorgent tout-à-fait, la gauche plus tôt que la droite.

Le 41ᵉ jour, le malade ayant éprouvé quelques nausées et un peu de colique, on suspend les pilules avec la scille, la digitale et le nitre ; on continue la tisane de chiendent nitrée ; le flux urinaire est toujours abondant et la transpiration persiste. Le 24 avril, le malade est parfaitement rétabli, et ne conserve plus la moindre trace d'infiltration ni de bouffissure.

Cette observation donnerait lieu à des considérations très-intéressantes. Chez ce malade, l'hydropisie fut évidemment déterminée par une affection catarrhale, qui supprima l'état habituel de sueur, irrita les organes de la respiration, excita dans le sang des mouvements tumultueux et alluma une fièvre intense. Les frissons, au début, et ensuite la toux, le crachement de sang, la céphalalgie, les douleurs vagues, la chaleur et la sécheresse de la peau, les sueurs partielles et incomplètes, le peu de constance et de fixité des symptômes, sont autant d'effets de cette affection. Des sueurs abondantes auraient dissipé ces accidents, et la nature y tendait, comme le témoignait la moiteur de la tête ; mais le spasme de la peau dans le reste du corps était trop considérable; les parties séreuses, au lieu d'être excrétées par cet organe, s'épanchèrent à l'intérieur et infiltrèrent des tissus privés de force tonique et énervés par des causes diverses (humidité du lieu, fatigues prolongées, et excès de différents genres). Les principales indications étaient de calmer la toux, de modérer les mouvements qui portaient le sang vers les poumons, et d'activer le système lymphatique. C'est dans ce but que furent prescrits les loochs avec la digitale en poudre. Ce moyen, d'abord utile, n'ayant pas suffi pour amener une solution complète, vers le 22ᵉ jour les symptômes acquirent une nouvelle intensité. Alors des vésicatoires appliqués aux cuisses ramenèrent les mouvements vers le bas, et déterminèrent un écoulement considérable de sérosité. Mais leur action s'épuisa et tarit à son tour, et vers le 27ᵉ jour le malade était menacé des plus grands dangers, lorsque des purgatifs drastiques

(pilules de Beloste) plusieurs fois répétés, par une
révulsion énergique, firent concourir à la crise
l'action des voies intestinales. A la suite de ces
évacuations alvines, violemment excitées, l'épanchement et l'infiltration dans les tissus diminuè-
rent, le spasme de la peau fut rompu, la sueur se
déclara, et toutes les voies excrétoires concoururent désormais à la résolution de l'hydropisie. Il ne
fallut plus que soutenir l'action, entretenir les
mouvements curateurs, et en même temps calmer
l'irritation nerveuse, et relever les forces. On a vu
comment ont été remplies ces différentes indications
au moyen des boissons nitrées, des pilules diurétiques (composées de scille, digitale et nitre), des
purgatifs répétés, du lait cru pris abondamment, et
enfin par une alimentation restaurante et de facile
digestion.

C'est ainsi que le médecin doit modifier sa thérapeutique selon les faces variées de la maladie,
et prendre conseil non d'un plan de traitement
préconçu et systématique, mais bien des véritables indications que lui présente la nature de
chaque cas particulier à telle période, à tel moment
donné.

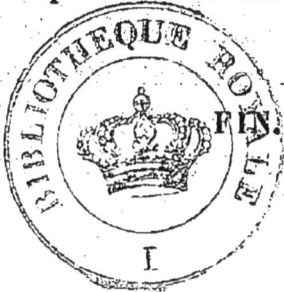

FIN.

www.ingramcontent.com/pod-product-compliance
Lightning Source LLC
Chambersburg PA
CBHW070258200326
41518CB00010B/1829